혈액투석 1, 2, 3

혈액투석 1, 2, 3

발행일	2024년 8월 26일
지은이	류동열
감 수	김현욱
펴낸이	손형국
펴낸곳	(주)북랩
편집인	선일영
편집	김은수, 배진용, 김현아, 김부경, 김다빈
디자인	이현수, 김민하, 임진형, 안유경
제작	박기성, 구성우, 이창영, 배상진
마케팅	김회란, 박진관
출판등록	2004. 12. 1(제2012-000051호)
주소	서울특별시 금천구 가산디지털 1로 168, 우림라이온스밸리 B동 B111호, B113~115호
홈페이지	www.book.co.kr
전화번호	(02)2026-5777
팩스	(02)3159-9637
ISBN	979-11-7224-245-9 13510 (종이책) 979-11-7224-246-6 15510 (전자책)

잘못된 책은 구입한 곳에서 교환해드립니다.
이 책은 저작권법에 따라 보호받는 저작물이므로 무단 전재와 복제를 금합니다.
이 책은 (주)북랩이 보유한 리코 장비로 인쇄되었습니다.

(주)북랩 성공출판의 파트너

북랩 홈페이지와 패밀리 사이트에서 다양한 출판 솔루션을 만나 보세요!

홈페이지 book.co.kr • 블로그 blog.naver.com/essaybook • 출판문의 book@book.co.kr

---

작가 연락처 문의 ▶ ask.book.co.kr

작가 연락처는 개인정보이므로 북랩에서 알려드릴 수 없습니다.

환자의 눈높이에 맞춘 **하나, 둘, 셋** 투석 생활 지침서

혈액투석 1, 2, 3

류동열 지음

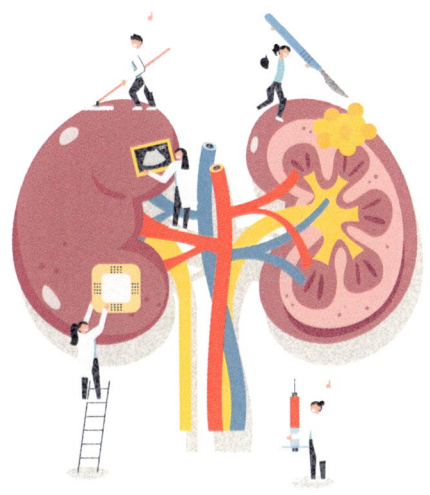

 북랩

〈유튜브 링크〉

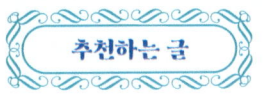

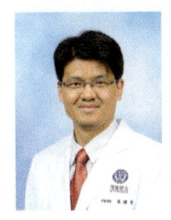

연세대학교 의과대학
신장내과 유태현 교수

    사람의 신체는 항상성이 매우 중요한데, 신장은 우리의 몸을 최적으로 유지하기 위해 꼭 필요한 기관이며, 사람이 살아가는 데 필요한 섭생이 신장과 밀접한 연관이 있습니다. 그러므로, 신장이 망가졌을 때 다양한 문제가 발생하게 됩니다. 최근에는 고혈압, 당뇨병과 같은 성인병의 증가와 노령화 사회에 따른 평균 연령의 증가로 신장 기능이 저하되어 투석이 필요한 말기신장병 환자의 수가 급격히 증가하고 있습니다. 국내에서 말기신장병 치료의 대부분을 차지하는 혈액투석은 환자에게는 단순한 치료를 넘어, 생명을 유지하고 삶을 영위하기 위한 동반자와 같은 관계입니다. 혈액투석 치료를 잘 받는 것뿐만 아니라 가정과 직장에서의 삶도 치료의 연장선상으로 생각하여 더욱 건강해지기 위한 노력을 지속해야 합니다. 이를 위해서는 혈액투석 치료를 잘 이해할 뿐만 아니라, 투석받지 않는 날에도 사소한 일상생활과 음식, 생활, 운동 등 다각적인 치료적 접근이 필요합니다. 그렇지만, 국내에 소개된 대부분의 혈액투석 관련 서적들이 의사의 지식과 진료에 도움이 되는 전문 서적이 대부분이며, 환자의 관점과 시각에서 이해하기 쉽고, 실천할 수 있는 지침서는 거의 드뭅니다. 특히, 투석 환자의 식사나 운동 등 실생활에서의 도움이 되는 매뉴얼과 같은 책은 찾기가 쉽지 않습니다.

이 책은 환자의 눈높이에서 이해하기 쉽고, 치료받는 입장에서 노력해야 하는 생활 습관을 식생활과 운동을 중심으로 기술하여 혈액투석 치료에 큰 보탬이 될 수 있도록 구성되어 있습니다. 투석의 기본적인 지식과 과정, 실제 경험하였던 증례, 식생활 식단 등이 환자에게 큰 도움이 되리라 확신합니다.

류동열 원장은 학문적으로 매우 뛰어난 능력을 발휘하였고, 후학들의 교육에 열정을 보여주었으며, 의료 행정에서도 성심을 다하여 노력한 신장내과 대학교수로서의 근무를 접고 인공신장실을 개원하였을 때, 환자 곁에서 누구보다도 참된 진료를 볼 것이라고 믿어 의심하지 않았습니다. 이 책을 검토하면서 병원에서의 혈액투석 치료뿐 아니라, 교육을 통하여 환자들이 생활 속에서 실천할 수 있고, 조심해야 할 점들을 세심하게 알려주어 보다 건강한 투석 생활을 유지할 수 있도록 하려는, 류 원장의 직접 진료하고 있는 환자들에 대한 깊은 애정이 느껴집니다. 이에 혈액투석 1, 2, 3을 감히 혈액투석 환자를 위한 최고의 자가 지침서로 추천합니다. 근래 찾아보기 어려운 환자 중심의 지침서의 출간을 축하드리며, 지역 사회 의료의 발전을 위한 류 원장의 노력을 진심으로 치하합니다.

2024년 7월 14일

유태현

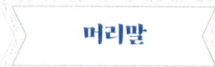

머리말

Patient First!

제가 의과대학 학생이었을 때, 어느 내과 교수님께서 수업이 끝날 무렵이 되어서야 교실에 들어오셔서 응급 환자 때문에 늦었다며 해 주신 말씀입니다. 저는 은사님과 선배님들, 그리고 동료들로부터 늘 환자를 최우선 가치로 두어야 한다고 배웠고, 거기에서 제 인생의 보람을 찾았습니다.

그러나, 투석 환자들이 여러 가지 요인에 의해 평소 잘못된 의사 결정을 함으로써 안타깝게도 자신의 건강을 해치는 경우를 많이 보아 왔습니다. 그 요인들은 때로는 자신의 오래된 '습관'이기도 했고, 때로는 친구나 다른 환자, 인터넷이나 유튜브를 통해 접한 '잘못된 의학 정보'이기도 했습니다.

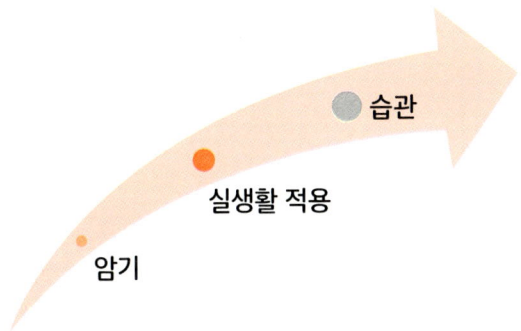

'뭘 먹을까? 지금 밥상에 있는 이걸 먹어도 될까? 지금 뭐 할까? 운동은 어떻게 할까?' 등등 실생활에서 고민이 생길 때 책을 봐서 답을 찾으려면 늦습니다. 그래서, 이 책 내용은 되도록 암기하면 좋겠습니다. 머리에서 몸에서 즉각적으로 대응할 수 있도록 습관이 되기 위해서입니다.

몇 년 전 연세정성내과 투석 환자들이 가장 흔하게 질문하는 주제에 대해 핵심 3가지로 답변해 드리는 유튜브 시리즈 '혈액투석 하나 둘 셋'을 만든 적이 있었습니다. 환자들에게 주제별로 가장 중요한 정보만 더 효과적으로 잘 전달할 방법을 고민하다가 생각해 낸 것이 '3의 법칙'이었습니다. 그때의 강의 원고를 정리한 매뉴얼 같은 책이 있으면 필요할 때 쉽게 찾아볼 수 있어 좋겠다는 생각에 이 책을 만들게 되었습니다. 제가 주제별로 가장 중요한 내용이라고 생각해서 정리한 핵심 답변 3가지를 읽다 보면, 쉽게 기억할 수 있을 겁니다. 기억할 수 있으면 일상생활에서 어떤 문제에 부딪힐 때 대응 행동이 바뀔 수 있고, 순간의 행동 변화가 모이고 모이면 치료 성적의 향상으로 이어질 것이라 생각합니다.

이 책에 들어갈 내용을 정리할 때 저는 코끼리를 있는 그대로의 실제 모습으로 표현하는 실사 그림이 아니라 코끼리의 중요한 부분은 더 강조하고 불필요하다고 생각되는 부분은 과감하게 줄인 캐리커처 같은 책을 만들고 싶었습니다.

환자들이 반복적으로 오류를 일으키는 오래된 문제들에 대해서 제가 그동안 교육하면서 얻은 나름의 노하우를 간결하게 표현하고 싶었습니다. 그리고, 중요한 문제에 대한 메시지를 강력하게 전달하기 위해 어쩔 수 없이 다소간의 정보 누락이나 과다 강조되는 부분도 발생하였습니다. 이 모든 저의 불찰과 책의 한계점에 대해 너그러이 양해해 주시기를 기원합니다.

오늘도 일상을 살아가고 계신 투석 환자와 가족분들을 진심으로 응원합니다.

건강한 하루 되세요.

2024년 6월 8일
연세정성내과의원 원장 류동열

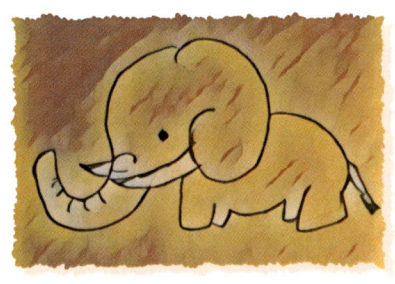

차례

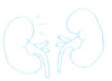

추천하는 글　　　　　　　　　　　　　　5

머리말　　　　　　　　　　　　　　　　8

• 주변에 투석 환자가 많아진 것 같아요　　16

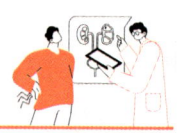

I. 혈액투석을 막 시작할 때: 기초를 탄탄히!

• 혈액투석 처음 시작하는 분이 관심을 기울일 세 가지　　20

• 혈액투석 환자의 식사 원칙　　24

• 우울증이 생겼어요　　28

• 당뇨병 환자가 투석 시작하면 달라지는 게 있나요?　　32

• 고혈압 관리　　35

• 복용약에 대해 잘 알고 있어야 합니다　　38

• 몸무게가 너무 많이 늘어요(투석 사이 체중 증가)　　41

- 투석 받으면 진료비가 얼마 정도 나오나요?　　　　47
- 건강식품, 먹어도 될까요?　　　　52
- 콩팥 이식을 받고 싶어요　　　　56
- 제 콩팥 기능은 몇 퍼센트 남아 있나요?　　　　59
- 투석실 화재 및 응급상황 발생 시 대피 요령　　　　64
- 태풍, 수해, 지진 발생 시 대처 요령　　　　69

II. 혈액투석에 어느 정도 익숙해졌을 때
: 좀 더 깊이 파헤쳐 볼까?

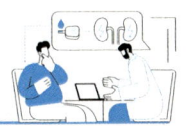

- 투석이 제대로 되는 건가요?(적절한 투석)　　　　72
- 건체중이 안 맞으면?　　　　76
- 투석은 1주일에 몇 번 하는 게 적당한가요?　　　　84
- 투석은 몇 시간 해야 하나요?　　　　88
- 혈액 알부민 수치: 내 몸 상태를 알려주는 최고의 지표　　　　91
- 혈액 헤모글로빈 수치: 빈혈 지표　　　　94
- 혈액 인 수치: 뼈와 혈관 건강에 중요한 지표　　　　97
- 혈액 칼륨 수치: 칼륨의 공포에서 해방되기　　　　104
- 돌연사를 막으려면?　　　　110

- 당뇨병 환자는 발 관리가 중요해요　　　　　　　　　114
- 낙상 사고를 예방해야 합니다　　　　　　　　　　　118
- 여행을 계획할 때 투석 스케줄 조정하는 법　　　　122
- 다른 병원에서 수술받게 되었습니다.　　　　　　　126
- 투석 환자의 괴로움 (1): 수면장애　　　　　　　　　130
- 투석 환자의 괴로움 (2): 변비　　　　　　　　　　　135
- 투석 환자의 괴로움 (3): 가려움증　　　　　　　　　139
- 투석 중에 혈압이 자꾸 떨어져요　　　　　　　　　142
- 뼈가 약한 것 같아요　　　　　　　　　　　　　　　145
- 가슴이 두근거리고, 맥박이 불규칙합니다(부정맥)　148
- 다리가 저려요(말초신경병)　　　　　　　　　　　　151
- 제 피가 산성이라고요?　　　　　　　　　　　　　　154
- 나이가 드니 점점 기력이 없어져요　　　　　　　　157
- 인지기능 저하 (1): 섬망　　　　　　　　　　　　　161
- 인지기능 저하 (2): 치매　　　　　　　　　　　　　164
- 예방접종, 뭘 맞아야 할까요?　　　　　　　　　　　167

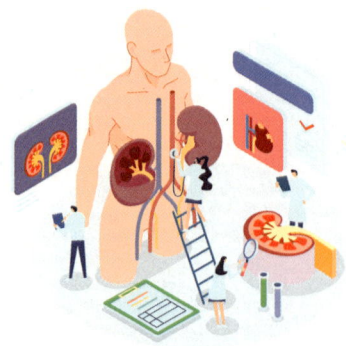

Ⅲ. 혈액투석 환자의 생활 습관 관리
: 식생활과 운동도 중요해!

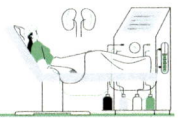

- 충분한 단백질 섭취의 중요성　　　　　　　**172**
- 충분한 칼로리 섭취의 중요성　　　　　　　**175**
- 싱겁게 먹는 쉬운 방법을 알려주세요(저염식이)　**179**
- 물은 얼마나 마셔도 되나요?　　　　　　　**182**
- 과일이 먹고 싶어요　　　　　　　　　　　**185**
- 채소를 먹고 싶어요　　　　　　　　　　　**189**
- 입맛이 없어요　　　　　　　　　　　　　**192**
- 어쩔 수 없이 외식하게 됩니다　　　　　　**195**
- 커피숍에서 음료수 선택할 때 고민이 많습니다　**198**
- 어떤 운동을 얼마나 해야 하나요?　　　　　**202**
- 유산소 운동: 유의 사항　　　　　　　　　**207**
- 유산소 운동: 적절한 방법 (1)　　　　　　　**210**
- 유산소 운동: 적절한 방법 (2)　　　　　　　**213**
- 근력 운동: 적절한 방법　　　　　　　　　**216**

참고 문헌　　　　　　　　　　　　　　　**219**
서평　　　　　　　　　　　　　　　　　**220**

주변에
투석 환자가
많아진 것 같아요

Key Message

1. 이유 1: 투석 환자 대부분은 당뇨병과 고혈압 때문에 콩팥이 나빠진 경우인데, 우리나라 당뇨병과 고혈압 환자가 늘어나고 있습니다.

2. 이유 2: 우리나라 국민 평균수명이 늘어나고 있기 때문입니다. 나이가 들수록 콩팥 기능은 점점 나빠지는데, 당뇨병과 고혈압이 있는 분들은 더 빠른 속도로 나빠지게 됩니다.

3. 이유 3: 투석 환자의 생존율이 다소 높아져서, 예전에 비해 더 오래 삶을 유지하고 있습니다.

하나.

투석을 받게 되는 원인인 만성콩팥병은 콩팥 자체에 병이 생기는 경우보다는 당뇨병이나 고혈압과 같은 전신질환의 합병증으로 발생하는 경우가 월등히 많습니다. 우리나라 국민 중 당뇨병이나 고혈압이 있는 분이 많아지면서 만성콩팥병도 점점 늘어나고 있습니다.

둘.

콩팥 기능은 50세 이후부터 사구체여과율이 매년 평균 1정도씩 감소합니다. 따라서, 만성콩팥병이 없는 분이라면 노화가 진행하여 서서히 콩팥 기능이 나빠지더라도 크게 문제가 되지 않습니다. 그러나, 만성콩팥병이 있는 분이라면 콩팥 기능이 악화하는 속도가 매우 빨라져서 투석이 필요할 정도로 악화할 수 있습니다. 우리나라 국민의 평균수명이 늘어나면서 만성콩팥병으로 인해 투석이 필요한 노인 환자가 점점 증가하고 있습니다.

셋.

많은 투석 환자가 제대로 치료받게 되고 치료 약제나 기술도 발전함에 따라 생존율이 개선되고 있습니다. 이러한 이유도 투석 환자가 많아지는 데 기여하리라고 생각합니다.

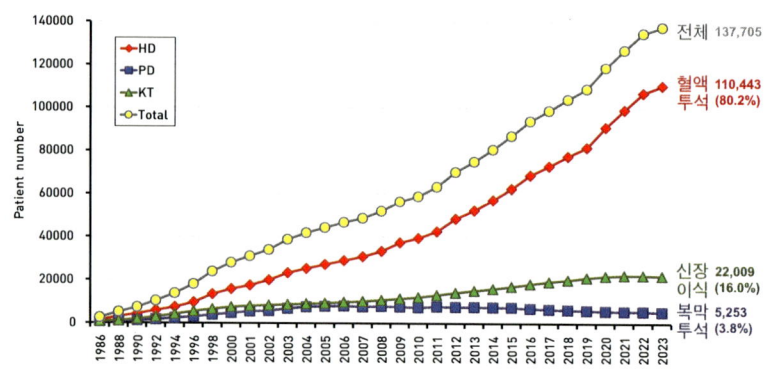

우리나라 신 대체 요법의 현황, 대한신장학회

(https://ksn.or.kr/bbs/index.php?code=report)

I

혈액투석을 막 시작할 때
: 기초를 탄탄히!

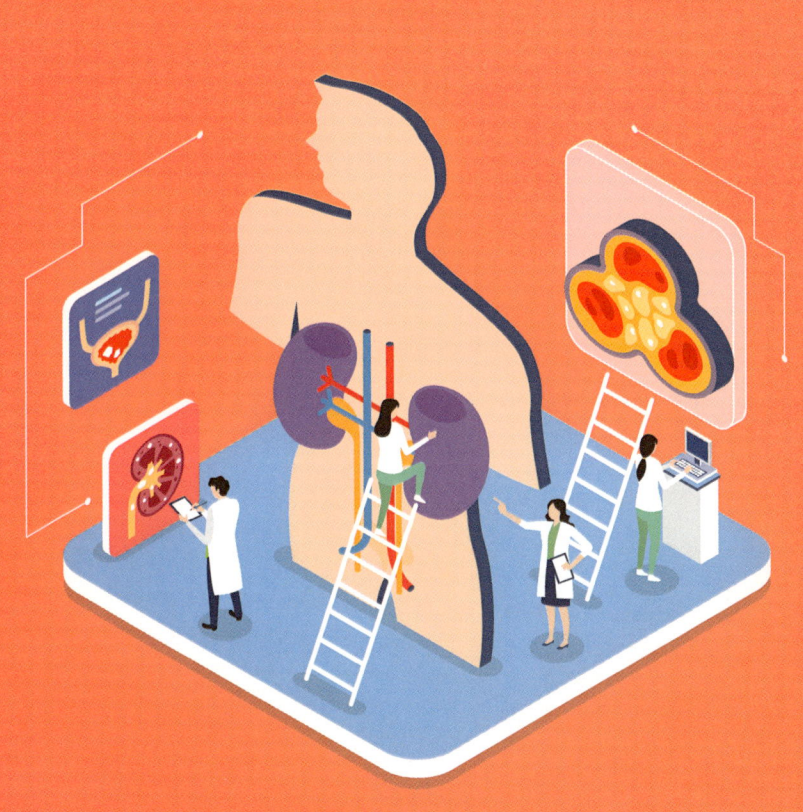

I. 혈액투석을 막 시작할 때: 기초를 탄탄히!

혈액투석 처음 시작하는 분이 관심을 기울일 세 가지

Key Message

1. 생활 습관(식사량과 음식 종류, 가능한 운동)

2. 투석 사이 체중 증가 정도

3. 혈액검사 결과(칼륨, 인, 헤모글로빈, 알부민)

혈액투석을 처음 시작하게 되면 불안과 걱정이 많아집니다. 의료진이 설명하는 모든 것이 낯설어 돌아서면 기억이 잘 나지 않습니다. 그러니, 처음에는 다음 세 가지라도 기억하고 각 항목이 적절하게 유지될 수 있도록 노력하는 것이 중요합니다.

하나.

건강한 투석 생활을 시작하기 위해서는 건강한 생활 습관이 필수적입니다. 식사는 골고루, 알맞게, 규칙적으로 하는 것이 좋습니다. 그리고, 다치지 않고 자신이 할 수 있는 운동을 찾아 꾸준히 해야 합니다.

둘.

투석 종료 후 측정한 몸무게로부터 다음 투석 시작할 때 몸무게가 얼마나 늘었는지 관찰하세요. 체중이 너무 많이 늘지 않게 잘 관리해야 합니다.

셋.

매달 혈액검사를 하는데, 특히 칼륨, 인, 헤모글로빈, 알부민 수치는 성공적인 투석 치료와 직결되는 매우 중요한 수치이므로, 관심을 가져 주세요.

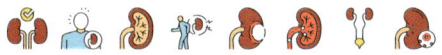

이런 분이 계셨어요

70대 남자분이었습니다.

오랜 기간 당뇨병과 만성콩팥병으로 대학병원 신장내과에서 진료받으셨는데, 이번에 투석을 시작하게 되었답니다. 그동안 신장내과 교수님이 "투석 시기가 임박했으니 투석 준비하자."라고 여러 차례 말씀하셨으나 투석을 받기 싫어서 한사코 미루고 있었습니다. 그러던 중 몸이 점점 붓고 숨이 차서 응급실에 갔더니 응급 투석을 하지 않으면 생명이 위험하다고 해서 어쩔 수 없이 투석을 시작하게 되었습니다. 대학병원에서 투석을 시작하고 어느 정도 회복되어 퇴원하게 되었는데, 일주일에 3번씩 집에서 먼 대학병원을 방문하여 투석받기가 어려워서 우리 병원으로 오시게 되었습니다.

부인과 같이 저에게 처음 진료받으러 오시던 날, 궁금한 점을 메모지 한가득 빼곡히 적어 오셨습니다. 저는 가능한 범위 내에서 자세히 설명해 드리려고 노력했습니다. 그러나, 내용이 너무 많으면 기억하기가 어렵고 머릿속이 뒤죽박죽될 것 같아, 가장 시급하고 중요한 것 세 가지만이라도 기억해서 관심을 기울이길 당부드렸습니다.

Ⅰ. 혈액투석을 막 시작할 때: 기초를 탄탄히!

혈액투석 환자의
식사 원칙

Key Message

1. 충분한 영양 섭취(에너지를 만드는 3대 영양소: 탄수화물, 단백질, 지방)

2. 염분 섭취량 줄이기

3. 칼륨과 인 포함된 음식 섭취량은 혈액검사 결과에 따라 조절

혈액투석 환자와 가족들은 매일의 식사를 어떻게 해야 할지 고민이 많습니다. 식사 방법에 대한 세부 원칙을 아는 것도 중요하지만, 먼저 큰 원칙을 이해하고 지킨다면, 일상의 식사에서 다양한 변화를 주어가며 더욱 만족스러운 식사를 하실 수 있을 거예요.

하나.

영양상태를 좋게 유지하는 것은 투석 환자의 건강을 위해 매우 중요합니다. 따라서, 3대 영양소인 탄수화물, 단백질, 지방을 충분히 섭취하여야 합니다.

둘.

부종이 잘 안 생기게 관리하기 위해 염분 섭취량을 줄입니다.

셋.

투석 환자 식이요법 강의를 듣고 난 뒤 환자들은 칼륨과 인 섭취량을 무조건 줄이라고 기억하는 경우가 많은데, 절대 그렇지 않습니다. 칼륨과 인 성분도 건강을 위해 필수적으로 섭취해야 합니다. 다만, 너무 과도하면 문제가 될 수 있으니 혈액검사 결과에 따라 섭취량을 적절하게 조절하세요.

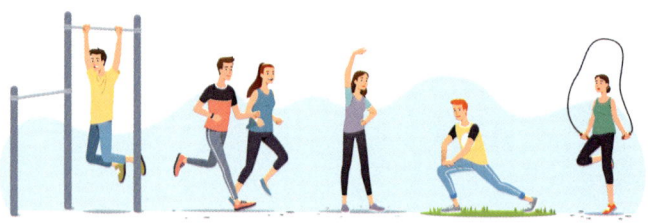

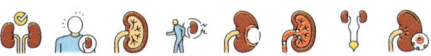

이런 분이 계셨어요

60대 남자분이었습니다.

혈액투석을 시작하기 위해 입원 치료를 받던 중, 가정에서 식사를 준비하는 부인과 함께 임상영양사 선생님으로부터 투석 환자식이 교육을 받았습니다. 30분 이상 꼼꼼히 설명을 들었는데, 병실로 돌아오니 막상 어떻게 해야 할지 엄두가 나지 않더랍니다. '짜게 먹으면 부어서 안 된다. 단백질은 이 정도 먹으면 좋다. 과일이나 야채를 많이 먹으면 칼륨이 높아져서 안 된다. 인이 높아지는 것도 문제니 여러 가지 음식 섭취에 주의해야 한다.' 등등.

조심할 것은 너무 많은데, 이것저것 다 가리다 보면 과연 뭘 어떻게 먹어야 할까 걱정이 태산 같았습니다. 그 뒤 저에게 이런 고민을 하소연하시길래, "모든 음식은 다 드셔도 됩니다. 다만, 과하게 드시거나 너무 적게 드시는 경우 문제가 될 수 있습니다. 즉, 음식의 종류가 중요한 게 아니라 음식의 양을 적절하게 섭취하고, 전체적인 밸런스를 잘 지키는 게 더 중요합니다."라고 말씀드렸습니다.

처음부터 너무 복잡하게 생각하여 불안해하지 마시고, 우선 이 핵심 내용 3가지라도 실생활에 적용해 보면서 차차 활용 범위를 넓혀 가시면 좋겠습니다.

I. 혈액투석을 막 시작할 때: 기초를 탄탄히!

우울증이 생겼어요

Key Message

1. 대책 1: 지금 해야 할 일 하기(투석, 식사, 신체활동, 잠, 정신건강의학과 진료)

2. 대책 2: 과거에 대한 후회와 미래에 대한 걱정 금물

3. 대책 3: 스스로 자신에게 칭찬하기, 가족과 지인들이 정서적으로 지지해 주기

투석 환자에서 우울증은 매우 흔합니다. 투석 환자 3명 중 1명은 정신건강의학과 진료가 필요한 주요우울장애를 앓고 있다는 연구 결과도 있습니다.

그러나, 우울증은 가족이나 지인, 또는 정신건강의학과 선생님의 도움을 통해 극복할 수 있습니다.

극복하면 삶이 완전히 달라집니다. 조금 더 적극적인 대처가 필요한 이유입니다.

그런데, 자신이 우울한 것을 인지하더라도 스스로 그 굴레에서 벗어나기 힘든 경우가 많으므로, 가족과 의료진들이 환자의 상태를 잘 관찰하고 필요 사항이 생긴다면 적절하게 조언해 주는 것이 필요합니다.

하나.

우울증이 생기지 않도록 하기 위해서는 '신체'적인 측면에서 '일상'을 잘 지키는 것이 무엇보다 중요합니다. 규칙적인 투석 치료, 매일매일의 약물 복용, 식사, 신체활동, 그리고 수면을 잘 할 수만 있다면 우울증 예방에 큰 도움이 될 것입니다. 그러나, ① 식욕이 없고 불면증이 동반된 경우, ② 우울감이 2주 이상 지속되면서 일상생활에 지장이 있는 경우, ③ 우울감과 무력감으로 식사나 치료에 대한 의지가 사라질 때에는 반드시 정신건강의학과 진료가 필요합니다.

둘.

우울증이 생기지 않도록 하기 위해서는 '마음'의 측면에서도 '일상'을 잘 지켜야 합니다. 과거에 대한 후회나 미래에 대한 불안은 갖지 말아야 합니다. 그런데, '후회나 걱정하지 말아야지.'라고 생각하면 할수록 오히려 그 나쁜 생각에 계속 사로잡히게 됩니다. 따라서 이를 극복하기 위해서는 다른 곳으로 주의를 돌려야 하는데, 가장 좋은 방법은 오늘 내가 지켜야 할 치료와 관리에 대해 집중하는 것입니다.

셋.

칭찬은 고래도 춤추게 한다는 말이 있습니다. 힘든 치료를 잘 받는 자신에게 매일매일 큰 소리로 '나는 참 잘하고 있어. 정말 대견해.'라고 칭찬해 주세요. 그리고, 가족과 가까운 지인들의 관심과 정서적 지지도 큰 힘이 됩니다.

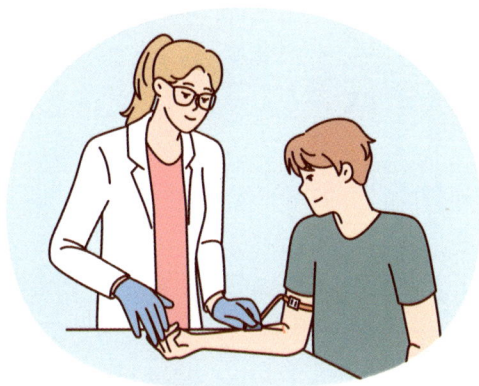

I. 혈액투석을 막 시작할 때: 기초를 탄탄히!

당뇨병 환자가 투석 시작하면 달라지는 게 있나요?

Key Message

1. 혈당 조절 목표 변화(저혈당 위험 증가하기 때문에 혈당을 너무 엄격하게 조절하지 않음)

2. 식단 변경(잡곡밥보다는 흰 쌀밥으로 변경, 채소 섭취량도 줄일 것)

3. 복용 중인 당뇨약 변경이 필요할 수 있습니다.

당뇨병은 투석을 시작하게 되는 원인 중 절반을 차지합니다. 오랜 기간 당뇨병을 관리하다가 투석을 시작하게 되어 실망이 크시겠지만, 다음 세 가지 달라지는 점에 유의하고, 긍정적인 마음가짐으로 투석을 받아들이신다면 빨리 일상을 되찾을 수 있을 겁니다.

하나.

투석 전 만성콩팥병 환자의 당화혈색소 목표는 7% 미만이지만, 투석 환자의 경우에는 어느 정도가 적절한지에 대해 잘 알려지지 않았습니다. 저혈당의 위험성이 상대적으로 커지므로 적극적인 혈당 조절의 의미가 많이 퇴색되기 때문인데요. 따라서, 자신에게 알맞은 혈당 조절 목표를 의료진과 상의해서 결정하는 것이 좋겠습니다.

둘.

적극적인 혈당 조절의 필요성은 적어지고, 상대적으로 다른 조절 목표들(예를 들어 인과 칼륨 조절)의 중요성이 커지기 때문에, 그동안 지켜왔던 잡곡밥이나 채식 위주의 식사 패턴을 변경해야 할 수 있습니다. 잡곡밥을 흰 쌀밥 위주로 바꾸고, 채소 섭취량도 줄여야 합니다. 이 역시 현재 자신에게 가장 적절한 식단이 어떤 것인지 의료진과 상의해 보셔야 합니다.

셋.

복용 중인 당뇨병 약제 중에서 투석 시작 후에는 부작용 우려 때문에 사용하지 못하는 종류가 있을 수 있습니다. 의료진에게 문의하십시오.

Ⅰ. 혈액투석을 막 시작할 때: 기초를 탄탄히!

고혈압 관리

Key Message

1. 혈액투석 환자에서 혈압 상승 이유: 혈관 저항 상승(고혈압 발생의 일반적 원인) 및/또는 혈액량 증가(혈액투석 환자에서 특수한 원인)

2. 혈액투석 환자에서 고혈압의 적정 목표 수치 불명확

3. 혈액투석 환자의 고혈압 관리 전략: 다면적 고려 + 항고혈압 약제 복용

혈액투석 환자에서 가장 흔한 동반 질환은 바로 고혈압이며, 정상인의 고혈압 기준을 그대로 적용하면 대부분의 투석 환자에서 고혈압이 나타납니다.

하나.

혈관 저항이 커지거나 혈액량이 많아지면 혈압이 높아지게 되는데, 정상인들은 주로 혈관 저항의 증가로 고혈압이 발생하지만, 혈액투석 환자는 혈액량이 투석 전후로 시시각각 변하기 때문에 혈액량 증가 시 혈압이 일시적으로 높아질 수 있습니다.

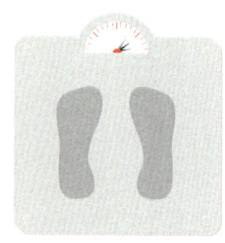

둘.

혈액투석 환자는 혈압 관리의 적정 목표치가 불분명합니다. 국내 한 연구에서는 투석전 혈압이 130부터 150 사이에서 위험도가 가장 낮았고, 그 이상 또는 그 이하의 혈압에서는 위험도가 증가하는 것으로 보고된 바 있지만, 연구마다 그 결과에 차이가 있어 아직은 적정 혈압 목표나 그 근거가 불충분합니다. 따라서, 개인의 상황에 맞게 적절한 목표 혈압을 설정하여 관리하는 것이 좋습니다.

셋.

만약 혈압이 목표 혈압에 비해 지속적으로 높게 유지된다면, 투석 사이 체중 증가가 과도하지 않은지, 혈압약은 제대로 복용하고 있는지, 혈압약이 투석을 통해 소실되고 있지는 않은지 등에 대한 다면적 평가와 함께 적절한 항고혈압 약제를 처방받아 복용해야 합니다.

I. 혈액투석을 막 시작할 때: 기초를 탄탄히!

복용약에 대해 잘 알고 있어야 합니다

Key Message

1. 효과 극대화를 위해 처방 받은 대로 용법과 용량을 준수해서 복용합니다.

2. 부작용 최소화를 위해 이상 증상 발생 시 즉시 의료진에게 알려야 합니다.

3. 다른 병원에서 처방받은 약을 꼭 알려야 합니다. 중복되거나 누락될 가능성이 있습니다.

투석 환자들은 기본적으로 먹는 약이 너무 많습니다. 하루 평균 19알을 복용한다는 연구 결과도 있어요. 게다가 여러 질병으로 다른 병원, 다른 과에서 약을 처방 받는 분도 상당수 계시죠.

약이 많다 보니 처방받은 대로 복용하지 않는 경우도 꽤 있고, 약제의 중복이나 과다 복용으로 부작용 발생 우려도 매우 큽니다. 복용 약제의 효과는 높이고, 부작용은 줄이기 위해서 다음 세 가지를 꼭 지켜주세요.

하나.

복용 약제의 효과를 높이기 위해 처방 받은 대로 용법/용량을 지켜 약을 드셔야 합니다.

둘.

부작용을 최소화하기 위해 꼭 필요한 약만, 최소한의 기간만 복용하시고, 만약 복용 후 이상 증상이 발생하면 의료진에게 즉시 알려주세요.

셋.

필수 약제의 중복이나 누락을 피하고자 다른 병원에서 처방 받은 약이 있는 경우, 의료진에게 꼭 알려주세요.

I. 혈액투석을 막 시작할 때: 기초를 탄탄히!

몸무게가 너무 많이 늘어요
(투석 사이 체중 증가)

Key Message

1. **Q** 증가하는 것은 무엇인가?
   A 소변으로 배출되지 못한 '수분' 때문에 체중이 증가합니다.

2. **Q** 왜 증가하는가?
   A '염분'과 '수분'이 배출되지 않기 때문입니다.

3. **Q** 얼마나 많이 증가하면 위험한가?
   A 건체중 대비 4% 이상 증가하면 위험합니다.

투석 직후에는 부기가 싹 빠지고 체중이 줄어드는데, 그 다음 투석할 무렵에는 몸무게가 늘게 됩니다. 그리고, 심하면 다리가 붓고 눈이 붓고, 호흡곤란이 생기기도 합니다. 왜 그럴까요?

하나.

투석하는 동안 우리 몸속에 축적된 노폐물과 수분이 몸 밖으로 배출됩니다. 부기(부종)는 혈관 밖에 있는 부위에 수분이 과다 축적된 상태를 말합니다. 투석 직후 가장 수분량이 적은 상태로부터 다음 투석 때까지 우리가 먹은 '수분'은 몸속에 그대로 머물러 있게 되고, 몸속 수분이 많이 축적되면 '부기(부종)'가 생기게 됩니다. 투석 환자는 대개 투석하지 않는 날 하루에 1-2kg 정도 체중이 늘어나는 경험을 하게 되는데, 이렇게 늘어난 체중은 바로 '수분' 때문입니다.

둘.

몸속에 수분이 축적되는 이유는 수분이 못 빠져나가기 때문입니다. 못 빠져나가게 막는 주범은 바로 '염분'입니다. 짜게 먹으면 갈증이 나서 물을 더 마시게 되고, 이렇게 몸속에 염분과 함께 들어온 수분은 몸 밖으로 빠져나가지 못해서 몸이 붓게 됩니다.

셋.

투석 사이 체중 증가량이 과도하게 많으면 위험합니다. 많으면 많을수록 위험도는 점점 증가하지만, 어떤 연구에 의하면 건체중 대비 5.7% 이상 증가하면 사망 위험이 13% 증가한다고 보고되기도 하였습니다. 그래서, 건체중 대비 4% 이내로 늘도록 식사량과 식사 방법을 조정하는 것이 안전합니다(예: 건체중 60kg → 2.4kg 이내로 증가하는 것이 안전). 그러나, 투석 환자마다 투석 치료 시 안전하게 수분을 제거할 수 있는 양이 다르므로, 자신에게 가장 적절한 정도가 얼마인지는 주치의와 상의하시기를 바랍니다.

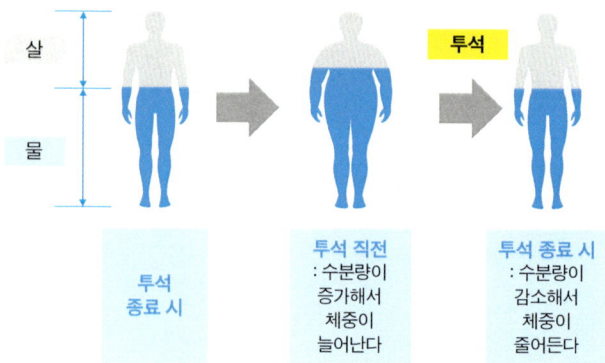

이런 분이 계셨어요

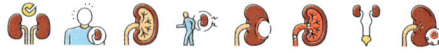

60대 남자분이었습니다.

당뇨병으로 콩팥이 나빠져서 1년 전부터 투석을 시작하였습니다. 콩팥뿐만 아니라 심방세동이라는 부정맥이 있고 심장 기능이 떨어지는 심부전이 함께 있었죠. 그래서, 투석을 시작하기 직전에는 몸이 많이 붓고 숨도 많이 찼습니다. 투석 시작 후 투석으로 부기를 제거하면서 부종과 호흡곤란은 조금씩 나아져서 건체중을 90kg으로 설정하고 퇴원하였습니다. 그 뒤 화·목·토 오전에 4시간씩 투석을 받았고, 투석할 때 보통 3~3.5kg 정도 몸무게를 뺐지만, 다음 투석하러 오시면 또 4~5kg이 증가해 있었습니다.

어느 토요일, 투석을 받은 후에도 건체중에 비해 2kg 정도를 못 빼서 92kg으로 투석이 끝났습니다. 저는 주말 사이에 염분과 수분은 최소한으로 섭취하고 투석 스케줄을 조정하여 월요일에 투석받으러 오시게 안내해 드렸습니다. 그런데, 일요일 밤, 그분은 숨이 너무 차서 견디기 어려웠고, 119를 불러 대학병원 응급실에 갔습니다.

진단은 '급성 폐부종'이었고, 입원하여 응급 혈액투석을 받아야만 했습니다. 당시 체중은 97kg이었습니다. 주말 사이(토요일 점심~일요일 저녁)에 무려 5kg의 체중이 또 증가한 것입니다.

이렇게 급격하게 부종이 생겨 체중이 늘어나면 심장이 버틸 수가 없어 폐부종이 생기고 숨이 찹니다. 투석 사이 체중이 증가하는 것은 염분과 수분 섭취 때문입니다. 혈액투석으로 수분을 제거한다고 하더라도 한계가 있습니다. 그래서, 이렇게 투석 사이 체중 증가가 과도한 투석 환자들에게는 더욱 엄격한 식사 조절이 요구됩니다.

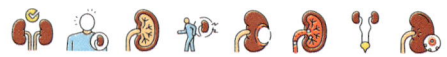

또 이런 분이 계셨어요

60대 남자분이었습니다.

건체중 47kg인 분이었는데, 투석하러 오실 때마다 거의 3kg 정도의 체중 증가가 있었습니다. 특히 이분은 심장과 폐도 안 좋아서 조금만 체중이 늘면 호흡하기 무척 힘들어했습니다. 그래서, 제가 체중 증가가 너무 많아서 식사 조절을 조금 더 하셔야 한다고 말씀드렸는데, 그때마다 그분은 "먹은 게 별로 없는데도 체중이 많이 는다."라고 말씀하셨습니다.

하는 수 없이 식사와 간식 등 드시는 모든 것을 사진으로 찍어 오시라고 말씀드렸습니다. 그랬더니, 주로 드시는 음식이 물냉면, 콩국수, 칼국수 같은 국물 음식이었습니다. 국물 있는 음식은 염분이 많아서 많이 붓고 체중이 심하게 늘게 되니 이런 국물 음식부터 우선 줄이는 게 좋겠다고 권고하였습니다.

안 먹는데 체중이 늘 수는 없는 법입니다. 그렇지만, 식사를 안 할 수는 없는데, 영양 섭취를 적절히 하면서도 체중이 많이 늘지 않도록 스마트하게 식사할 수 있습니다. 그 비밀은 바로 '저염식이'에 있습니다. 염분 섭취량을 최소한으로 할 경우, 체중이 많이 늘지 않으면서도 잘 식사할 수 있습니다.

―― Ⅰ. 혈액투석을 막 시작할 때: 기초를 탄탄히!

투석 받으면 진료비가 얼마 정도 나오나요?

Key Message

1. 비용: 산정특례제도 적용(전체 진료비의 10%만 본인이 부담)

2. 지원제도 1: 중증장애인 등록(투석 시작 3개월 후 주민센터 신청)

3. 지원제도 2: 희귀질환자 의료비 지원사업(보건소 문의)

혈액투석 치료는 매우 비싼 치료입니다. 제가 전공의 때는 비용 때문에 치료를 포기하거나, 투석 시작 후에 급격히 가계 형편이 어려워지는 경우를 종종 보았습니다. 그러나, 지금은 다양한 지원제도 덕분에 경제적 부담이 많이 경감되었습니다.

하나.

투석 관련 진료비는 산정특례제도에 적용되기 때문에 전체 진료비 중에서 10%만 본인이 납부합니다. 따라서, 본인이 부담하는 진료비는 투석을 시작하기 전 시기에 비해 크게 차이가 나지 않습니다.

둘.

투석 시작 후 3개월이 지나면 주민센터에 신청하여 중증장애인으로 등록합니다. 비록 장애인이 되더라도 납부하는 병원 진료비 본인부담금은 동일하지만, 그 외 여러 가지 혜택이 주어지므로 다음 페이지에 정리한 지원 사항을 참고해서 꼭 신청하십시오.

셋.

가계 형편이 어려워 본인부담금 납부가 힘들다면, 〈희귀질환자 의료비 지원사업〉 지원 대상이 되는지 보건소에 문의해 보십시오. 가계 형편 조사 후 본인부담금을 지원받으실 수 있습니다.

대한신장학회 및 대한투석협회 복지정보 링크

신장장애 등록 시 지원 사항

(2022년 기준)

구분	지원 내용
전국 공통	1. 지하철, 전철 요금 100% 감면 2. 철도 요금 할인 3. 국내선 항공요금 할인 4. 연안여객선 운임 할인 5. 전화요금 할인 6. 이동통신 요금 할인 7. 고속도로통행료 할인 8. 고궁, 국공립박물관, 국공립공원 무료입장 9. 국·공립공연장 할인 10. 장애인 자동차 표지 발급 11. 초고속 인터넷 요금 할인 12. 공동주택 특별분양 알선 13. 보장구 건강보험(의료급여) 급여 14. 공공 체육시설 요금 할인 15. 시·청각장애인 TV 수신료 면제 16. 실비 장애인 거주시설 입소 이용료 지원 17. 건강보험료 경감 18. 장애아 보육료 지원 19. 언어발달 지원 20. 발달 재활서비스 21. 여성장애인 출산 비용 지원 22. 장애인 활동 지원 서비스

구분	지원 내용
심한 장애 전국 공통	1. 장기 요양 보험료 경감 2. 직장 내 보조공학기기, 근로 지원인 지원 3. 장애아 가족 양육지원 4. 주택용 도시가스 요금 할인 5. 전기요금 정액 감액 6. 지방세(차량 취득세, 종전 등록세, 자동차세) 면제 7. 승용자동차에 대한 개별소비세 면제
저소득층 (기초 및 차상위)	1. 장애인 연금 2. 장애 수당 3. 장애 아동수당 4. 장애 등록을 위한 장애인진단서 발급 비용 지원
연말정산	1. 소득세 인적 공제 2. 장애인 의료비 공제 3. 장애인 특수교육비 소득공제

※ 위 내용은 '2022년 장애인복지 사업 안내'를 기준으로 작성하였으며, 장애정도 및 소득, 재산 등에 따라 지원 내용은 달라질 수 있습니다.

※ 자세한 정보는 장애 심사 결과 통지 시 받는 장애인 복지서비스 안내서를 통해 확인할 수 있습니다.

I. 혈액투석을 막 시작할 때: 기초를 탄탄히!

건강식품,
먹어도 될까요?

Key Message

1. 여러분의 현재 질병과 증상은 무언가를 '못 먹어서' 생긴 것이 절대 아닙니다. 따라서, 무언가를 먹는다고 좋아지지 않습니다.

2. 건강식품이라고 하더라도 예상하지 못한 부작용이 발생할 수 있습니다.

3. 전문의약품에 비해 효과가 작아 가성비가 낮습니다.

모든 식품은 우리에게 건강을 가져다줍니다. 감사하면서 먹는 한 끼의 식사야말로 우리 건강에 가장 큰 도움을 주는 명약입니다. 그런데, 가끔 우리 투석 환자분들도 무언가 불편한 증상이 생기거나 아니면 이유 없는 건강염려증이 생겨서 TV나 인터넷, 유튜브에서 광고하는 건강식품들을 복용해 보고 싶다고 저에게 문의하십니다. 그러나, 사실 저로서도 이런 건강식품에 대해서 효과와 안전성을 다 알 수는 없습니다. 그러므로, 다음 세 가지 건강식품에 대한 진실을 곰곰 생각해 보시고 복용 여부는 스스로 결정하시면 됩니다.

하나.

여러분이 앓고 있는 여러 가지 질병, 그리고 불편한 증상 중에는 어떤 음식이나 영양소를 못 먹거나 안 먹어서 생긴 것이 거의 없습니다. 따라서, 무언가를 먹으면 지금의 질병과 증상이 개선될 수 있다고 섣불리 믿으면 안 됩니다.

둘.

"약은 부작용이 있을까 봐 걱정되어 못 먹겠지만, 음식은 부작용이 없으니까 먹어도 괜찮지 않을까?"하고 질문하는 분들이 계십니다. 그러나, 건강식품에도 예상치 못한 부작용이 있을 수 있습니다.

부작용이란 건, 우리가 기대하는 주작용이 아닌 모든 효과를 말합니다. 따라서, 어떤 약이든 한 가지 효과만 있는 게 아니기 때문에 '모든 약에는 부작용이 있다.'라는 말은 맞는 말씀입니다. 그러나, 혈관질환 치료제로 개발된 비아그라의 부작용이 발기부전 치료에 효과가 있어서 완전히 용법이 뒤바뀐 것처럼, 부작용에는 우리에게 이득이 되는 부작용도 있습니다. 그리고, 부작용 중에는 심각한 것도 있을 수 있지만 대개는 경미하거나 일시적이어서 약을 줄이거나 끊으면 없어지는 것이 대부분입니다. 그러므로 부작용 무서워서 전문의약품은 못 먹겠고, 건강식품은 부작용이 없으니 괜찮을 거로 생각하는 것도 큰 오해입니다.

셋.

전문의약품에 비해 현저히 효과가 떨어지는 상품을 TV에서 선전한다고 먹어보고 싶다는 환자분이 있었습니다 효과가 좋고 안전성이 입증된 전문의약품은 우리나라에서는 TV를 통해 선전할 수 없습니다. 법으로 그렇게 되어 있습니다. 따라서, 여러분이 직접 접하게 되는 정보들은 모두 전문의약품이 아닙니다. 이런 제품들은 건강보험 적용이 되지 않습니다. 과다한 광고비가 붙습니다. 여러분에게 제가 처방하는 전문의약품은 약값의 90%를 건강보험에서 부담해 줍니다. 가성비를 한 번 생각해 보시기 바랍니다.

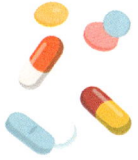

Ⅰ. 혈액투석을 막 시작할 때: 기초를 탄탄히!

콩팥 이식을 받고 싶어요

Key Message

1. 이식은 투석에 비해 생존율과 삶의 질에서 월등합니다.

2. 그러나, 이식 수술이 끝이 아닙니다(이식 후에도 잘 관리해야 하고, 잘 관리 했음에도 불구하고 투석을 다시 시작하게 될 수 있음).

3. 생체 이식 우선 고려하고, 여의찮을 때 뇌사자 이식 대기자로 등록합니다.

콩팥 이식은 투석 환자라면 한 번쯤은 다 생각해 보셨을 것 같습니다. 누구나 이식 수술을 받기를 바라지만, 막상 엄두가 안 나기도 하고, 어떻게 하면 이식받을 수 있을지 막연하기도 하여 그냥 생각으로만 끝나는 경우가 많습니다. 그러나, 스스로 포기하거나 주저하기보다는 일단 전문가와 상담한 후에 방법이 있는지 찾아보는 것이 좋을 것 같습니다. 특히 젊은 투석 환자들은 긴 인생에서 꼭 한 번은 이식받을 수 있으면 좋으니, 적극적으로 알아보시기 바랍니다.

하나.

콩팥 이식을 받게 된 분들은 통계적으로 투석 치료를 받는 분들에 비해 생존율과 삶의 질에서 월등히 좋습니다.

둘.

그러나 이러한 결과는 통계적인 수치입니다. 콩팥 이식을 받고 나서 거부반응이 생길 수도 있고 감염증이나 심혈관질환과 같은 여러 가지 합병증이 발생하여 힘든 치료를 받게 되는 예도 있습니다. 따라서, 이식 후 잘 관리하는 것이 매우 중요하며, 그렇게 하더라도 콩팥 기능이 나빠져서 다시 투석 치료를 받게 되는 경우가 있습니다.

셋.

콩팥 이식은 크게 가족들로부터 콩팥을 제공받아 수술하게 되는 '생체 이식'과 갑작스럽게 뇌사 상태에 빠진 타인으로부터 콩팥을 제공받는 '뇌사자 이식'으로 나뉩니다. 가족 중에 콩팥을 기증할 수 있는 분이 없다면, 콩팥 이식 수술을 시행하는 큰 병원에서 뇌사자 이식을 위한 검사를 받고 대기자 명단 접수 꼭 하시기를 바랍니다.

I. 혈액투석을 막 시작할 때: 기초를 탄탄히!

제 콩팥 기능은
몇 퍼센트
남아 있나요?

Key Message

1. 혈액 크레아티닌: 근육에서 만들어져 소변으로 배출되는 일종의 노폐물입니다.

2. 신사구체여과율: 혈액 크레아티닌이 소변으로만 빠져나가는 투석 전 단계에서는 이를 이용해 신사구체여과율(콩팥 기능)을 계산하며, 크레아티닌(노폐물) 수치가 높아지면 신사구체여과율(콩팥 기능)은 낮아지는 반비례 관계입니다.

3. 투석 환자: 혈액 크레아티닌은 투석으로도 제거되므로, 피검사를 이용해서 신사구체여과율 계산이 불가능하므로, 24~48시간 동안 소변을 모아서 신사구체여과율을 추정할 수 있습니다.

혈액투석을 막 시작한 분들이 자기 콩팥 기능이 어느 정도 남아 있는지 물어보는 경우가 있습니다. 대개 투석 전 단계에서 주치의로부터 혈액검사 후에 콩팥 기능이 몇 퍼센트라고 이야기들은 기억이 남아 있기 때문입니다.

하나.

우리 몸에서는 시시각각 많은 노폐물이 생기는데, 어떤 노폐물이 콩팥을 통해 소변으로만 배출된다면, '그 물질의 혈액 수치가 높으면 콩팥이 나쁘구나, 수치가 낮으면 콩팥 기능이 좋구나.'하고 판단할 수 있습니다. 혈액 수치로 콩팥 기능을 계산할 수 있는 대표적인 물질이 '크레아티닌'입니다. 크레아티닌은 근육 세포에서 만들어져서 소변으로만 배출되는 노폐물이기 때문에 콩팥의 배설 기능을 평가하는 데 이용됩니다.

둘.

그런데, 크레아티닌 수치만 보아서는 내 콩팥 기능이 좋은지 나쁜지 직관적으로 알기 어렵습니다. 또한, 근육에서 만들어지는 수치이기 때문에 나이와 성별에 따라 혈액 크레아티닌 수치에는 차이가 있겠죠. 예를 들어 똑같은 크레아티닌 1.2라고 하더라도 젊은 남성에서는 정상 콩팥 기능이겠지만, 할머니에서 1.2라고 하면 콩팥 기능이 제법 나쁜 것입니다.

이러한 애로점 때문에, 우리는 크레아티닌 수치를 이용해서 신사구체여과율을 계산합니다. 여기서 '사구체'란 콩팥에 있는 필터를 부르는 이름인데, 신사구체여과율이라고 하면 신장의 사구체가 1분에 여과해 주는 피의 양입니다. 젊고 건강한 사람의 신사구체여과율이 대략 100 정도이기 때문에, 자신의 신사구체여과율 수치를 보면 젊고 건강한 사람에 비해 내 콩팥 기능이 몇 퍼센트 정도인지를 쉽게 알 수 있습니다. 만약 '신사구체여과율이 70이라고 하면 내 콩팥 기능이 젊고 건강한 사람의 70% 정도다.'라고 생각할 수 있죠. 그런데, 키도 큰 사람이 있고 작은 사람이 있는 것처럼, 신사구체여과율도 높은 사람이 있고 낮은 사람이 있습니다. 따라서, 소변검사라든지 다른 만성콩팥병을 의심할 만한 이상이 전혀 없는 성인에서는 신사구체여과율이 60 이상이면 콩팥 기능은 정상으로 생각합니다. 혈액 크레아티닌 수치와 신사구체여과율은 반비례 관계입니다. 콩팥 기능이 나빠지면, 혈액 크레아티닌 수치는 높아지고 신사구체여과율은 낮아집니다.

투석 전 단계에서 진료받을 때 신사구체여과율에 대해 많이 들어본 환자분들은 투석을 시작하고 난 뒤에도 콩팥 기능이 궁금하다며 자신의 지금 콩팥 기능이 몇 퍼센트인지 물어봅니다. 그러나, 제 대답은 "피검사만으로는 알 수 없습니다."입니다. 왜냐하면 위에서 제가 설명해 드린 것처럼, 혈액검사에서

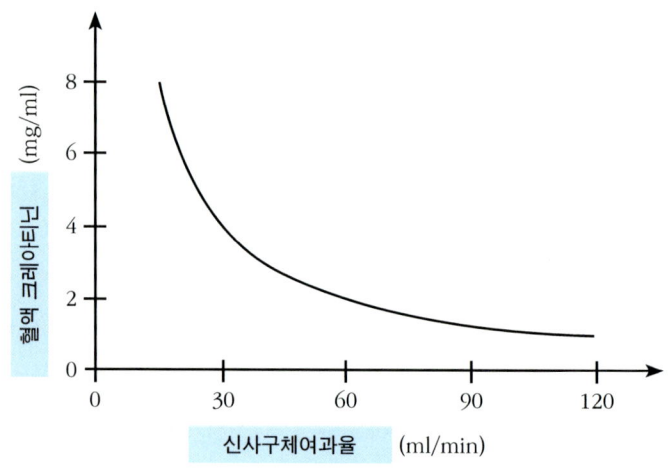

측정한 노폐물인 크레아티닌 수치를 이용해서 신사구체여과율 계산하는 방법은 크레아티닌이 소변으로만 빠져나갈 때 이용 가능합니다. 즉, 투석을 통해서도 크레아티닌이 제거되는 투석 환자는 피검사만으로는 콩팥 기능을 평가할 수 없습니다.

셋.

투석 환자에게는 남아 있는 콩팥 기능 검사를 잘 하지 않지만, 특별한 경우에 확인이 필요할 수 있습니다. 이 경우, 24시간 또는 48시간 동안 배설하는 소변을 모두 모아 그 속에 포함된 노폐물 수치를 측정해서 콩팥 기능을 평가하는 방법을 이용하게 됩니다.

I. 혈액투석을 막 시작할 때: 기초를 탄탄히!

투석실 화재 및 응급상황 발생 시 대피 요령

Key Message

1. 화재가 발생하면 즉시 주변 사람에게 "불이야!"라고 소리쳐서 알려야 합니다.

2. 투석을 받는 중이면 투석기를 멈추고 투석라인을 가위로 절단하여 분리한 후 신속히 대피합니다. 스스로 할 수 없는 경우 의료진의 지시에 따릅니다.

3. 투석실 밖의 집결지(투석병원별로 미리 결정되어 있으므로 의료진에게 물어보세요)로 계단을 이용해서 신속히 이동합니다.

하나.

병원 건물 내에서 화재나 기타 대피가 필요한 응급상황이 발생한 것을 인지하면, 그 즉시 주변 사람들에게 "불이야!"라고 소리쳐서 알립니다.

둘.

투석을 받는 상황에서 정상적으로 투석을 종료할 시간적 여유가 없는 경우, 투석기 멈춤 버튼을 누르고 투석라인에 있는 클램프 흰색, 빨간색, 파란색 모두를 잠근 뒤 가위로 라인을 절단합니다. 그 뒤 라인을 반창고로 붙이고 재빨리 대피합니다. 다음 페이지에 소개된 QR코드를 통해 화재 시 대처 요령에 대한 동영상을 한 번 보시면 도움 되실 것 같습니다.

셋.

불이 난 지점에 따라 대피 후 집결할 장소가 달라집니다. 만약 1층으로 계단을 이용해서 대피할 수 있다면 건물 밖 집결지에서 집결합니다. 만약 1층으로 대피할 수 없는 곳에서 화재가 발생했다면, 계단을 이용해서 옥상으로 올라가서 집결합니다. 집결지로 가시면, 의료진이 미리 대기하고 있다가 필요한 조치를 취해드립니다.

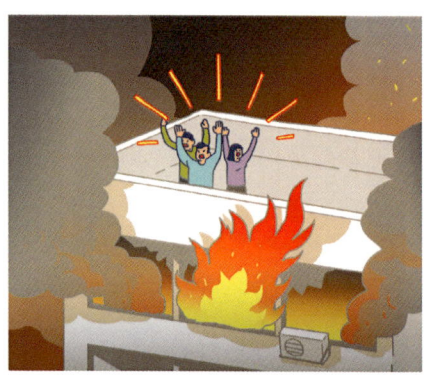

화재 발생 시 투석라인 분리 순서

⟨요약⟩

1. 투석기 멈춤 버튼을 누른다.
2. 동맥과 정맥 라인에 있는 흰색 클램프를 둘 다 잠근다.
3. 동맥과 정맥 라인에 있는 적색/청색 클램프를 둘 다 잠근다.
4. 적색/청색 클램프 바깥쪽 부분의 라인을 가위로 자른다.
5. 동맥과 정맥 라인을 반창고로 팔에 붙인 뒤 신속히 대피한다.

⟨혈액투석 중 화재 대피 방법, 인공신장실 투석 환자 꼭 보세요! 이동형의 콩G팥G [범일 연세내과]⟩

① 투석기 멈춤 버튼을 누른다.

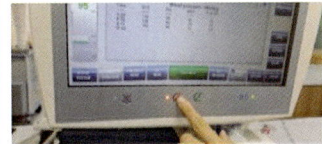

② 동맥과 정맥 needle line을 클램프(흰색)로 잠근다

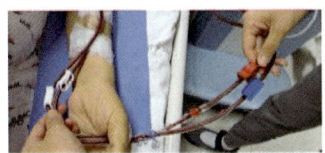

③ 동맥과 정맥 blood line도 클램프(적색, 청색)로 잠근다.

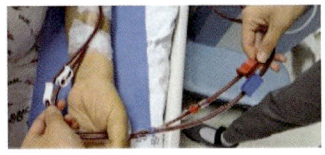

④ '잠금장치 후 뚜껑 닫기'가 어려운 응급 상황에서는 '잠금장치 고정 후 절단' 방법을 시행하되, 반드시 blood line쪽에 있는 클램프 뒤의 line을 자른다.

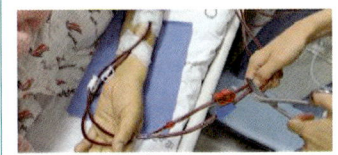

⑤ 투석도관(catheter)을 사용하는 환자의 경우도 마찬가지로 클램프 이중 잠금 후 blood line쪽에 있는 클램프 뒤의 line을 자른다

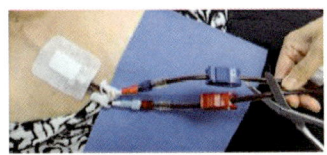

⟨대한신장학회 화재 대응 매뉴얼⟩
https://ksn.or.kr/bbs/?mode=view&number=2311&code=notice

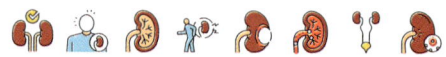

이런 일이 있었어요

인공신장실에서 화재 사건이 발생한 적이 여러 번 있었습니다. 대부분 건물 다른 곳에서 발생한 화재가 인공신장실로 퍼진 경우였는데, 인공신장실에서 투석을 받는 분들은 연세가 많고 신체 능력이 저하된 경우가 대부분인 데다가 투석 기계에 연결된 상태였기 때문에 재빨리 대피하지 못하고 인명 사고로 이어지기도 하였습니다.

2022년 대한신장학회에서는 이런 참사를 막기 위하여 인공신장실 화재 대응 매뉴얼을 개발하여 배포하였고, 저희 연세정성내과를 비롯한 많은 인공신장실에서 각 병원이 처한 상황에 알맞게 대응 지침을 수립하여 평소 화재 예방에 최선을 다하고 정기적으로 화재 대응 훈련을 하고 있습니다.

젊은 투석 환자들께서는 '화재 발생 시 blood line 분리 순서'를 잘 숙지할 수 있도록 합니다.

I. 혈액투석을 막 시작할 때: 기초를 탄탄히!

태풍, 수해, 지진
발생 시 대처 요령

Key Message

1. 대피소에 가게 되면 투석 환자임을 스스로 알려야 합니다.

2. 투석 혈관이 있는 팔은 청결을 유지하고 상처가 생기지 않게 조심합니다.

3. 며칠 분의 약(특히 칼륨 약!)과 처방전 사본을 소지합니다.

하나.

만약 대피소로 이동해야 할 때는 자신이 투석 환자임을 다른 사람에게 알려야 합니다.

둘.

투석 혈관이 있는 팔의 청결을 유지하고, 상처가 생기지 않게 조심해야 합니다.

셋.

며칠 복용할 약 전체를 가지고 가야 합니다. 특히 투석을 며칠 동안 받지 못하게 될 때를 대비하여 칼륨 약을 꼭 지참해야 합니다. 그리고, 처방전 사본도 챙겨서 대피하십시오.

II

혈액투석에 어느 정도 익숙해졌을 때: 좀 더 깊이 파헤쳐 볼까?

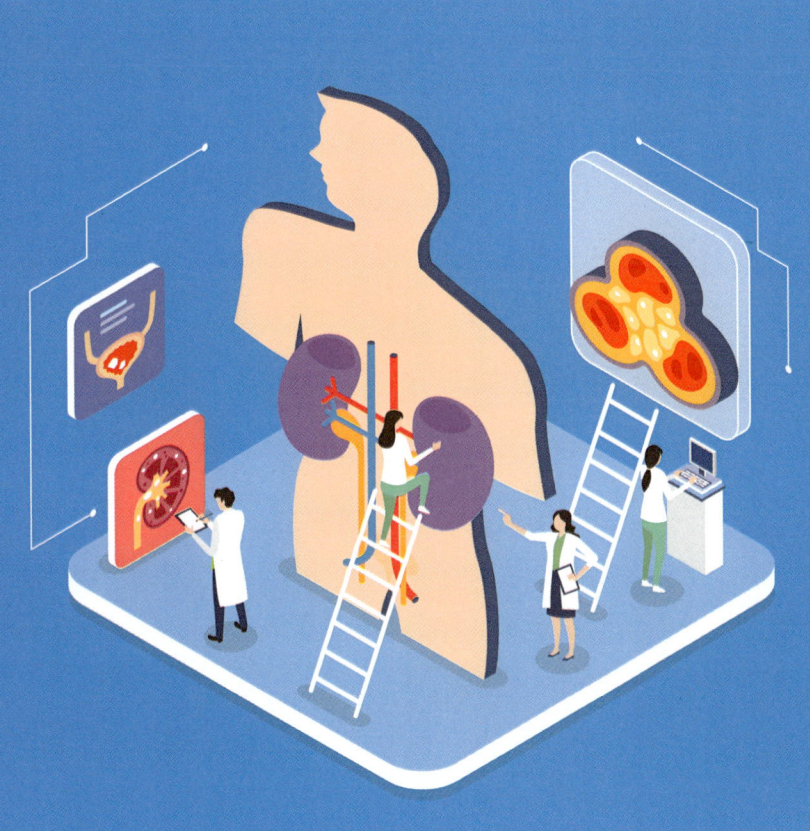

Ⅱ. 혈액투석에 어느 정도 익숙해 졌을 때: 좀 더 깊이 파헤쳐 볼까?

투석이 제대로 되는 건가요?
(적절한 투석)

Key Message

1. 적절한 투석: 노폐물 배출과 수분 배출이 적절한 상태

2. **Q** 노폐물 배출이 적절한지 어떻게 확인할 수 있나요?
   A URR(요소감소율) 65% 또는 Kt/V 1.2 이상

3. **Q** 수분 배출이 적절한지는 어떻게 확인할 수 있나요?
   A 투석 후 '건체중'에 도달

투석 환자들은 매주 세 번씩, 한 번에 4시간씩 투석을 받게 되는데, 그게 과연 제대로 되는 건지 궁금할 수 있습니다. '적절한 투석'에 대한 평가 기준에는 여러 가지가 있겠지만, 그중에서 가장 기본적이고도 최소한의 목표는 다음과 같습니다.

하나.

우리는 몸에 필요한 영양분과 수분을 매일 먹고 마십니다. 섭취한 영양분과 수분은 우리 몸에서 소모되어 노폐물이 만들어지는데, 이는 몸 밖으로 매일매일 배출되어야 합니다. 먹고 마신 것은 투석을 통해, 또는 아직 자기 콩팥 기능이 조금이라도 남아 있다면 소변을 통해 배출되면서 밸런스를 유지합니다. 따라서, 투석이 제대로 되고 있다면 노폐물과 수분 배출이 적절하여 최적의 건강 상태를 유지할 수 있습니다.

둘.

노폐물 배출이 적절하게 되고 있는지는 '요소감소율(Urea Reduction Ratio, URR)'을 계산하여 65% 이상 되면 적절한 투석이라고 판단합니다. URR 65%의 의미는 한 번의 투석 치료를 통해 노폐물(요소)을 65% 제거하였다는 뜻입니다. 또 다른 측정 방법인 Kt/V는 1.2 이상 되면 적절하다고 말할 수 있는데, 이는 우리 몸속에 노폐물(요소)이 분포하는 부피의 1.2배만큼을 투석을 통해 청소하였다는 뜻입니다.

셋.

수분 배출이 적절하게 되고 있는지는 투석 후 측정한 몸무게가 자신의 현재 상태에 맞게 결정된 '건체중'에 도달했는지로 평가합니다. 건체중의 의미에 대해서는 다음 페이지에서 자세히 말씀드리겠습니다.

나는 적절하게 케어되고 있을까?

※ 투석 환자의 '적절한 케어'는 '적절한 투석'을 포함하지만, 더욱 광범위한 의미를 담고 있으므로, 다음과 같은 지표에서 달성되어야 합니다.
적절한 케어를 받고 있는지를 확인하려면 다음의 체크리스트에 답해 보세요.

A. 투석 치료 측면

  1. 투석은 적절하게 되고 있는가?(노폐물 제거 측면)   예☐ 아니오☐

  2. 투석은 적절하게 되고 있는가?(수분 제거 측면)   예☐ 아니오☐

B. 투석 이외의 의학적 측면

  1. 영양상태는 적절한가?   예☐ 아니오☐

  2. 빈혈은 적절하게 관리되고 있는가?   예☐ 아니오☐

  3. 뼈-미네랄 대사는 적절하게 관리되고 있는가?   예☐ 아니오☐

  4. (당뇨병 있는 경우) 혈당 조절 수준은 적절한가?   예☐ 아니오☐

  5. (당뇨병 있는 경우) 다른 당뇨병의 합병증(눈, 말초 신경, 혈관 등)의 예방 및 관리는 적절한가?   예☐ 아니오☐

  6. 혈관접근로는 잘 사용되고, 정기적으로 평가받고, 필요한 경우에 적절한 조치를 받고 있는가?   예☐ 아니오☐

  7. 심뇌혈관질환 합병증에 대한 예방 및 치료를 적절하게 받고 있는가?   예☐ 아니오☐

C. 비의학적 측면

  1. 삶의 질은 적절한가?   예☐ 아니오☐

  2. 가족의 간병 부담은 감당할 수 있는 수준인가?   예☐ 아니오☐

  3. 내가 추구하는 삶의 가치와 선호 사항에 비추어 볼 때 지금의 치료는 적절한가?   예☐ 아니오☐

건체중이 안 맞으면?

Key Message

1. 건체중: 투석 중에는 수분 제거에 따른 문제가 없고, 다음 투석 시까지 수분량이 늘어나도 문제가 발생하지 않아서 최적인 투석 후 몸무게 중 가장 낮은 몸무게를 의미합니다.

2. 건체중이 안 맞으면 생기는 문제
   1) 건체중이 높게 설정된 경우(몸속 물 과잉 상태 유발): 다음 투석 직전, 몸이 붓고 심할 경우 호흡곤란이 발생합니다.
   2) 건체중이 낮게 설정된 경우(몸속 물 부족 상태 유발): 투석 마칠 무렵, 쥐가 나고 혈압이 떨어지며, 심하면 의식을 잃습니다.

3. 살이 찌고 빠지는 경우, 그 정도에 맞게 건체중도 조절해 주어야 합니다.
   1) 살이 쪘을 때 건체중을 올립니다.
   2) 살이 빠졌을 때 건체중을 내립니다.

저에게 가끔 다음과 같은 말씀을 하시는 분이 간혹 있습니다.
"처음엔 부기가 생기더니, 그게 살로 변했어요."
"저 다이어트하고 싶어요. 투석으로 3kg 빼 주세요."
그러나, 몸속 물이 살로 변하는 법은 없으며, 아무리 살 빼고 싶다고 하더라도 투석으로 살을 빼 드릴 수는 없습니다.

하나.

우리 몸의 체중은 살 40%와 물 60%로 이루어져 있습니다. 투석 환자들이 먹고 마신 수분은 그대로 몸에 축적되어 투석 직전까지 점점 체중이 늘어납니다. 그러면, 투석을 통해 다시 적절한 수준에 도달할 때까지 수분을 제거합니다.

'건체중'은 투석 후에 적절한 수분 상태가 되어 다음 투석할 때까지 특별한 문제(부종)가 생기지 않고, 투석 중에도 문제(혈압 저하 등)가 발생하지 않는 가장 낮은 몸무게를 말합니다.

둘.

몸속 물이 너무 과잉인 상태가 되면, 다음 투석 직전까지 몸속의 물이 점점 더 불어나서 몸이 붓게 되고, 심하면 폐부종이 발생하여 호흡곤란으로 응급상황이 되기도 합니다. 반면, 투석 중에 몸속 물이 너무 부족한 상태까지 빠지게 되면, 투석 마칠 무렵 다리에 쥐가 나고 힘들다고 느끼다가 심하면 혈압이 떨어지면서 쇼크 상태에 빠지기도 합니다.

셋.

환자들의 살이 가끔은 빠지기도 하고 찌기도 합니다.

살이 찌면 건체중을 높여야 합니다. 그렇지 않으면, 투석 중에 수분이 너무 과다하게 빠지는 상황이 발생해서 투석 마칠 무렵 다리에 쥐가 나고 힘들다고 느끼다가 심하면 혈압이 떨어지면서 쇼크 상태에 빠지기도 합니다.

살이 빠지면 건체중을 낮추어야 합니다. 그렇지 않으면, 투석 후에도 몸에 부종이 남아 있게 되고, 점점 부종이 축적되어 다음 투석할 무렵이 되면 부종이 너무 심하고 자칫 폐부종으로 호흡곤란이 발생하여 위험한 상황이 초래될 수 있습니다.

투석 중에 힘들거나 투석 후 붓기가 남아서 몸이 무겁다고 느끼면 즉시 의료진에게 이야기하여 건체중 조절이 필요한지 상의하시기 바랍니다.

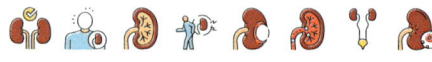

이런 분이 계셨어요

60대 여자분이었습니다.

평소 조용히 투석 받고 돌아가시는 분이었는데, 어느 날 저에게 물어보셨습니다.

"며칠 전, 다른 환자분과 탈의실에서 이야기하다가 알게 되었는데 그분은 투석하고 나서 별로 힘들지가 않다네요. 저는 매번 투석하고 나면 너무 힘들고, 집에 가면 꼭 한숨 자고 나야 겨우 활동할 수 있었거든요. 왜 그런가요?"

이분의 말씀을 듣고 제가 건체중을 올려드렸더니 거짓말같이 증상이 없어졌다며 좋아하셨습니다.

살다 보면 살이 찔 때가 있고 빠질 때도 있습니다.

콩팥 기능이 정상인 분은 몸에 필요한 수분량을 콩팥이 '자동적'으로 조절하기 때문에 체중계에 올라가면 바로바로 살이 쪘는지 빠졌는지를 알아챌 수 있습니다.

그러나, 투석 환자는 살이 쪘는지 빠졌는지에 따라 투석 후 몸 무게(건체중)를 '수동적'으로 조정해야 합니다.

이 환자분은 살이 쪘는데 본인도 의료진도 미처 눈치채지 못 한 상태였기 때문에 건체중을 올려드리지 않았고, 그래서 투석이 끝나면 항상 몸에서 필요한 수분량보다 부족한 상태였기 때문에 힘들었던 것입니다.

투석을 받으시는 동안 투석 후 힘든 증상이 생기는 걸 의료진이 미처 알아채지 못할 수도 있으므로 의료진에게 증상 변화가 있다면 즉시 이를 알리고 상의하셔야 한다고 다시 한번 안내해 드렸습니다.

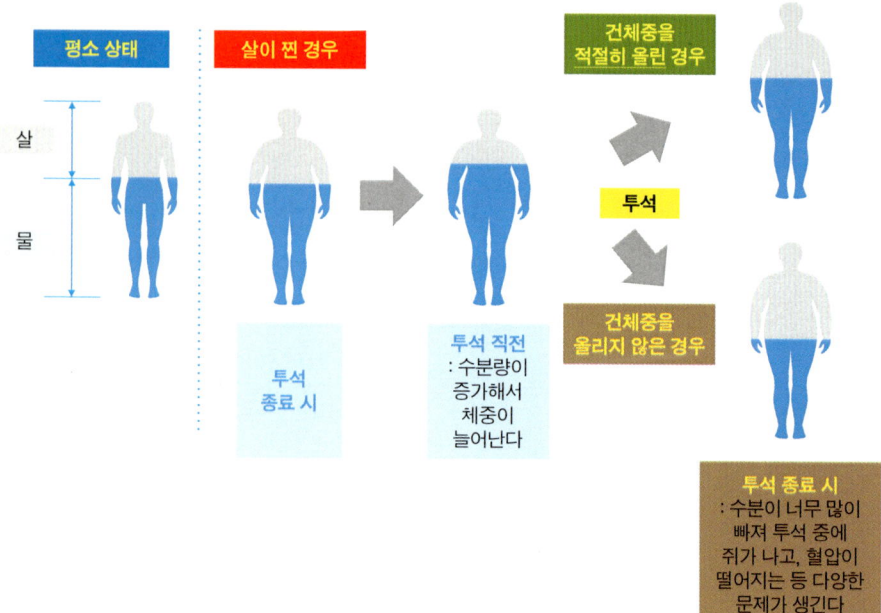

살이 찐 경우

    살이 찐 경우에는 건체중도 그에 맞게 적절히 올려주어야 합니다. 건체중을 올리지 않으면, 투석할 때 무척 힘이 들고, 쥐가 나거나 혈압이 떨어지는 등의 문제가 발생할 수 있습니다.

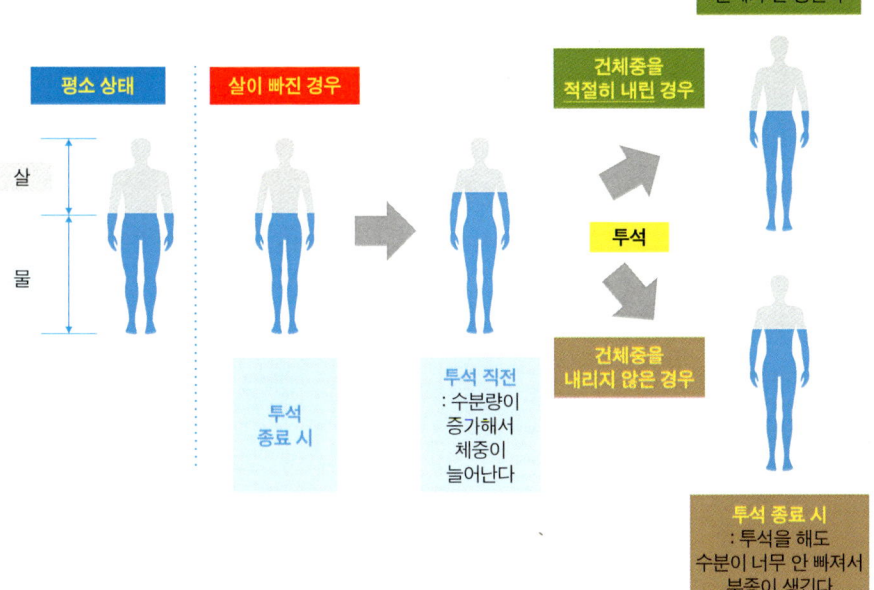

살이 빠진 경우

살이 빠진 경우에는 건체중도 그에 맞게 적절히 내려주어야 합니다. 건체중을 내리지 않으면, 투석해도 붓기가 남아 있고, 그다음 투석할 때는 부기가 심해져서 숨이 찰 수도 있습니다.

Ⅱ. 혈액투석에 어느 정도 익숙해 졌을 때: 좀 더 깊이 파헤쳐 볼까?

투석은 1주일에 몇 번 하는 게 적당한가요?

Key Message

1. 우리 몸의 배설 = 콩팥을 통한 배설 + 투석을 통한 배설

2. 투석을 많이 하면 할수록 여러 가지 장점이 있으나 무한정 많이 하기는 어려우므로, 적어도 생존율을 저해하지 않는 최소한의 횟수가 필요합니다.

3. 콩팥 기능이 전혀 없다면 주 3회, 4시간 투석은 '최소한'의 필요조건입니다.

오래전이긴 하지만, 제가 전공의 때만 하더라도 혈액투석 치료비가 비싸서 일주일에 두 번 받는 분들이 제법 있었습니다.

그러나, 대규모 연구에서 투석이 부족하면 생존율을 저하한다는 결과가 보고되면서 생존율에 영향을 미치지 않는 최소한의 투석 횟수가 결정되었는데, 그것이 현재 시행하고 있는 매주 3회, 한 번 할 때마다 4시간씩 하는 방법이었습니다.

하나.

우리 몸에서 만들어진 노폐물과 잉여 수분은 콩팥을 통해 배설되지만, 콩팥 기능이 저하되어 투석을 시작하게 되면 콩팥과 투석을 통해 배설하게 됩니다. 투석 치료는 콩팥 기능을 좋아지게 할 수는 없고 단지 부족한 배설 기능을 대신해 줄 뿐입니다. 투석을 처음 시작할 때에는 콩팥 기능이 조금 남아 있을 수 있지만, 그것마저도 시간이 가면 점점 더 나빠져서 완전히 없어지게 됩니다. 따라서, 투석을 시작할 무렵 자기 콩팥 기능이 어느 정도 남아 있는 일부 환자의 경우에는 일주일에 2번 투석하는 것도 가능할 수 있습니다. 그러나, 콩팥 기능이 점점 나빠지게 되면 주 2회 투석만으로는 몸속의 노폐물과 잉여 수분을 제대로 처리하지 못하는 시점이 오게 되고, 이 시점에는 하루속히 주 3회 투석으로 횟수를 늘려야만 합니다.

둘.

외국에서는 투석 병원이 너무 멀어서 집에 투석 기계를 설치해서 스스로 혈액투석을 매일 밤, 주 6일을 받는 경우가 있습니다. 이런 환자들은 주 3회 투석 받는 것보다 여러모로 훨씬 좋습니다. 집에서 나오는 쓰레기에 비유해 보자면, 쓰레기가 생길 때마다 그때그때 내다 버리면 집안이 늘 깨끗할 것입니다. 그러나, 일주일에 3번만 내다 버린다고 생각하면 쓰레기가 집 안에 남아 있는 시간이 많을 거예요. 투석도 마찬가지입니다. 투석을 자주 하면 할수록 몸의 입장에서는 더욱 안정적으로 깨끗한 상태를 유지할 수 있습니다. 다만, 우리나라 의료 환경이나 투석 환자의 일상생활에 미치는 영향을 생각하지 않을 수 없으므로 매일 투석을 받을 수는 없어서, 생존율을 저해하지 않는 최소한의 투석 횟수는 꼭 채워야 합니다.

셋.

다시 한번 정리하자면, 남아 있는 자기 콩팥 기능이 전혀 없는 분이면 주 3회, 한 번 할 때 4시간 투석하는 것이 생존을 위한 최소한의 필요조건입니다.

Ⅱ. 혈액투석에 어느 정도 익숙해 졌을 때: 좀 더 깊이 파헤쳐 볼까?

투석은 몇 시간 해야 하나요?

Key Message

1. 일반적으로 주 3회, 4시간씩 투석하게 됩니다.

2. 투석 시작 초기에는 콩팥 기능이 아직 남아 있는 경우가 있어서 투석 횟수나 시간을 다소 줄이기도 합니다.

3. 노폐물과 수분 축적 정도, 남아 있는 콩팥 기능, 투석 시 발생하는 문제 등으로 투석 시간 및 횟수를 개인 맞춤형으로 조절하는 경우가 간혹 있습니다.

어떤 환자분이 옆 환자는 3시간 반씩 투석하는데 당신은 왜 4시간 투석을 받아야 하냐고 물어보셨습니다. 투석 환자라고 하더라도 각자 처한 의학적 상태가 조금씩 다르기 때문인데요. 그 이유에 대해 같이 알아보겠습니다.

하나.

여러분께서는 잘 못 느끼시겠지만, 의료진은 여러분이 받는 투석이 제대로 되고 있는지 매일 체크하고 있습니다. 노폐물과 잉여 수분이 적절히 제거되고 있는지를 평가하는 거죠. 투석 전후, 심지어는 투석 중 화장실 다녀오기 전후에도 체중을 항상 재는 것, 여러분께 몸이 붓는지 투석 중에 쥐가 나거나 힘들지는 않았는지 여쭈어보는 것, 다리에 부종은 없는지 만져보는 것, 피 검사할 때 3개월마다 투석 효율을 계산하는 것 등등 이 모든 것들이 투석이 제대로 되고 있는지를 평가하는 수단들입니다. 그러므로 의사의 판단에 따라 환자마다 적정한 투석 시간이 다를 수 있습니다. 여러분이 옆 환자분보다 더 긴 시간을 투석하고 있다면 그것이 바로 의료진이 판단한 여러분의 적정 투석 시간일 것입니다.

둘.

만약 옆 환자분의 콩팥 기능이 약간 남아 있어서 투석 시간을 조금 줄이더라도 콩팥이 노폐물과 잉여 수분을 배출시켜 준다면 전체적인 수준에서는 문제가 발생하지 않을 수 있습니다. 따라서, 자신에게 남아 있는 콩팥 기능도 투석 시간을 결정하는 중요한 요소가 됩니다.

셋.

투석 시간을 짧게 하는 옆 환자의 경우, 그럴 수밖에 없는 의학적/비의학적 사정이 있을 수 있습니다. 일반적으로 4시간의 투석은 콩팥 기능이 없는 환자분들께 필요한 '최소한'의 투석 시간으로 알려져 있습니다. 따라서, 오히려 저희는 4시간 동안 최대한 알차게 투석을 받으실 수 있도록 늘 최선을 다하고 있다는 사실을 알아주시면 감사하겠습니다.

— Ⅱ. 혈액투석에 어느 정도 익숙해 졌을 때: 좀 더 깊이 파헤쳐 볼까?

혈액 알부민 수치
: 내 몸 상태를 알려주는 최고의 지표

Key Message

1. 알부민: 혈액 내 가장 많은 단백질

2. 혈액 알부민 수치가 유지되려면 정상적인 식사를 통해 적절히 보충하고, 체내 염증이나 요독증 등 알부민이 소모되는 질환이 없어야 합니다.

3. 알부민 수치가 감소하면 반드시 그 원인을 찾아 교정해야 합니다.

혈액투석 환자에게 가장 중요한 혈액 수치 하나만 꼽아보라고 하면 저는 알부민 수치를 선택합니다. 알부민 수치는 투석 환자를 들여다보는 거울과도 같습니다. 얼마나 식사를 잘하는지, 혹시 영양 성분인 알부민을 과도하게 소모하게 하는 나쁜 질병은 없는지를 쉽게 인지할 수 있기 때문입니다.

하나.

알부민은 단백질의 일종으로, 체내 단백질 중 가장 많은 60%를 차지합니다. 알부민은 음식을 통해 섭취된 재료를 이용해서 간에서 합성되고 혈액을 통해 우리 몸에서 필요한 세포로 전달됩니다.

둘.

혈액 알부민 수치를 정상적으로 유지하기 위해서는 식사를 정상적으로 해야 할 뿐만 아니라, 염증이나 요독증 등 몸에서 알부민을 과도하게 소모하는 나쁜 질환이 없어야 합니다.

셋.

만약 알부민 수치가 갑자기 감소하였다면, 의료진과 함께 그 원인을 찾아 반드시 교정해야 합니다.

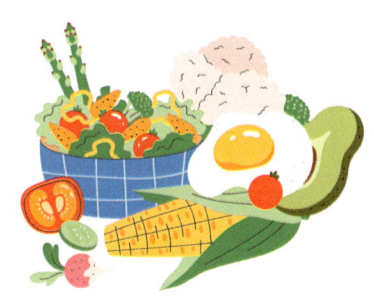

Ⅱ. 혈액투석에 어느 정도 익숙해 졌을 때: 좀 더 깊이 파헤쳐 볼까?

혈액 헤모글로빈 수치
: 빈혈 지표

Key Message

1. 투석 환자의 빈혈 증상: 어지럼증 (X), 무력감/피로감 (O)

2. 투석 환자에게 적절한 헤모글로빈 수치 범위: 10~11g/dL

3. 빈혈 치료: 조혈제(주사) + 철분제(복용 약/주사)

헤모글로빈 수치는 빈혈이 있는지 없는지를 나타내는 지표입니다. 콩팥에서는 조혈호르몬이 만들어지는데, 투석 환자분들은 이 조혈호르몬이 부족해서 빈혈이 흔하게 나타납니다.

빈혈이 심해지면, 머리가 무겁고 무기력하며 매사에 의욕이 떨어지기 때문에, 빈혈을 잘 치료하면 투석 환자의 무기력증을 개선하여 삶의 질을 높이는 데 큰 도움이 됩니다.

하나.

투석 환자의 빈혈은 만성적으로 나타나기 때문에 급성 빈혈의 증상인 어지럼증은 상대적으로 드문 데 비해, 무력감이나 피로감과 같은 만성 빈혈의 증상이 흔하게 나타납니다.

둘.

정상인의 빈혈 기준보다는 약간 낮은 헤모글로빈 수치 10-11 사이 정도를 유지하는 것이 적절한 것으로 알려져 있습니다.

셋.

빈혈 치료는 부족한 조혈호르몬을 투석 직후 주사제로 보충하는 조혈제 주사 치료가 기본이고, 필요에 따라 적혈구 합성의 주된 원료가 되는 철분제를 주사 또는 약으로 보충할 수 있습니다.

혈액 인 수치
: 뼈와 혈관 건강에 중요한 지표

Key Message

1. 혈액 인 증가 시 증상: 가려움증, 뼈/혈관질환, 사망률 증가

2. 필수적이지 않은 인 섭취 줄이기: 마트·편의점 간편 식품/음료수/과자 등 줄이기

3. 인 약 제대로 복용: 처방받은 용량대로 반드시 '식사와 함께' 또는 '식사 직후'에 약 복용

인은 영양가 있는 음식에 골고루 포함되어 있고, 우리가 섭취하는 인은 육류, 유제품, 곡식류에서 각각 1/3 정도씩 섭취됩니다. 인은 우리 몸에서 에너지를 만드는 데 쓰이고, 뼈의 주성분이 되므로 충분히 섭취하는 것이 건강 유지에 필수적입니다. 그러나, 투석 환자들은 소변을 통해 인 배출이 잘 안되므로 핏속에 쌓이게 되는데, 만약 혈액 인 수치가 과도하게 높아지게 되면 여러 가지 건강 문제가 발생합니다.

하나.

혈액 인 수치가 높아지면, 가려움증이 잘 생깁니다. 장기적으로는 뼈가 약해지고, 혈관에 석회가 쌓여 혈관질환이 잘 발생하므로 사망률도 증가합니다.

둘.

혈액 인 수치가 높은 분들은 먼저 섭취량을 줄이려는 노력이 필요합니다. 특히 다양한 식품첨가제에 포함된 인은 흡수율이 높고 영양적으로는 불필요한 경우가 대부분이기 때문에, 마트나 편의점에서 파는 간편 음식 섭취를 줄여야 합니다. 우유나 요구르트 등 유제품에도 많은 인이 함유되어 있어 주의를 요하고, 인스턴트 음식이나 음료수, 과자 등 간식도 피하는 게 좋겠습니다.

셋.

처방받은 인 약은 반드시 용량을 지켜서 복용합니다. 그리고, 식사나 간식과 함께 복용하거나, 식사/간식 먹은 직후에 복용해야 합니다. 만약 식사 30분 후에 인 약을 드시면 효과가 없습니다.

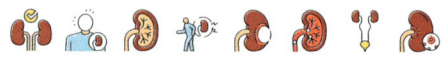

이런 분이 계셨어요

30대 여자분이었습니다.

당뇨병으로 콩팥이 나빠져서 8년 전부터 투석을 시작했습니다. 젊은 분이라서 그런지 군것질을 많이 하고 주로 인스턴트 음식으로 끼니를 때우는 나쁜 식습관을 가지고 있었습니다. 힘들다며 투석 시간도 4시간을 다 채우지 않는 경우가 많았고, 처방받은 인 약도 제대로 복용하지 않고 거르는 경우가 허다했습니다. 그러다 보니 혈액 인 수치가 늘 높았습니다. 그러던 중, 여름에 발가락이 보호되지 않는 슬리퍼를 신고 다니다가 돌부리를 찼는데 발가락이 부러졌습니다. 그 뒤에도 살짝 넘어져도 발이 부러지고 조금만 부딪혀도 팔이 부러지는 골절이 몇 차례 발생했습니다.

저는 이렇게 뼈가 약해진 것이 오랫동안 인 조절이 제대로 되지 않은 것과 밀접한 관련이 있음을 지속해서 말씀드렸고, 음식 조절, 약 복용, 투석 시간 준수 등 모든 분야에서 더 노력이 필요하다는 것을 기회 될 때마다 알려 드리고 있습니다.

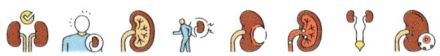

또 이런 분이 계셨어요

60대 여자분이었습니다.

이분도 간식을 좋아하고 인 약을 제대로 복용하지 않아 혈액검사를 할 때마다 늘 인 수치가 높았습니다. 이분은 항상 온몸이 가려워서 힘들어했습니다. 어느 날 한 번은 넘어진 뒤 다리 골절로 입원했는데 입원한 병원에서 시행한 골밀도검사에서 심한 골다공증 소견을 보였고, 골다공증 치료 주사제를 맞았습니다. 수술받은 뒤 퇴원하여 우리 병원에 오셨는데, 놀랍게도 인 수치가 정상 범위로 떨어져 있었습니다. 그리고 환자는 입원 치료 받은 뒤 가려움증이 싹 없어졌다고 하였습니다.

골다공증 치료제 중에는 주사 후 일시적이지만 혈액 인 수치를 매우 저하하는 약이 있습니다. 환자분은 이 골다공증 약제 투여 후 인 수치가 저하되었는데, 특이할 점은 인 수치가 낮아진 동안 가려움증도 사라졌다는 것입니다. 이처럼 인 수치가 높은 것은 장기적으로는 뼈를 약화하고 혈관 내 칼슘 침착을 유발하며, 단기적으로는 가려움증을 악화시킬 수 있습니다.

그 뒤 골다공증 주사 치료제의 약효가 떨어질 무렵, 또다시 인 수치가 올라가고 가려움증이 재발했습니다. 환자분께는 지속적인 식이요법과 철저한 인 약 복용이 무엇보다 중요함을 다시 한 번 말씀드렸습니다.

인 함량이 많은 식품

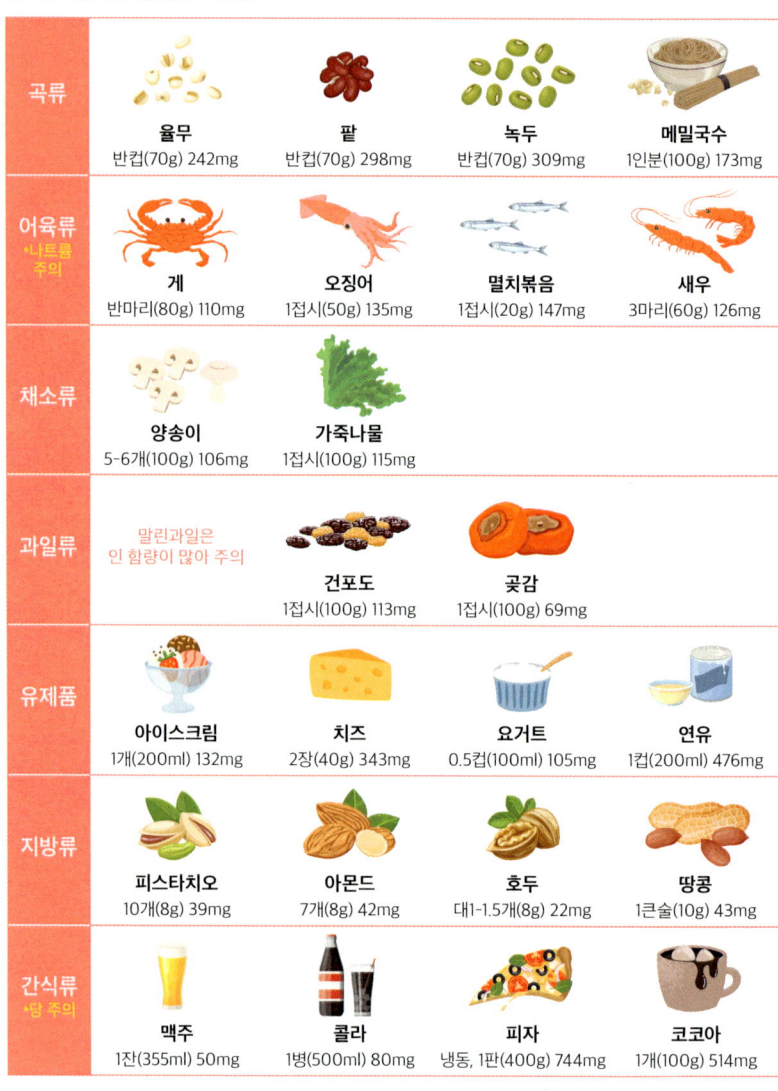

곡류	율무 반컵(70g) 242mg	팥 반컵(70g) 298mg	녹두 반컵(70g) 309mg	메밀국수 1인분(100g) 173mg
어육류 *나트륨 주의	게 반마리(80g) 110mg	오징어 1접시(50g) 135mg	멸치볶음 1접시(20g) 147mg	새우 3마리(60g) 126mg
채소류	양송이 5-6개(100g) 106mg	가죽나물 1접시(100g) 115mg		
과일류	말린과일은 인 함량이 많아 주의	건포도 1접시(100g) 113mg	곶감 1접시(100g) 69mg	
유제품	아이스크림 1개(200ml) 132mg	치즈 2장(40g) 343mg	요거트 0.5컵(100ml) 105mg	연유 1컵(200ml) 476mg
지방류	피스타치오 10개(8g) 39mg	아몬드 7개(8g) 42mg	호두 대1-1.5개(8g) 22mg	땅콩 1큰술(10g) 43mg
간식류 *당 주의	맥주 1잔(355ml) 50mg	콜라 1병(500ml) 80mg	피자 냉동, 1판(400g) 744mg	코코아 1개(100g) 514mg

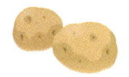  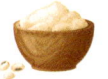 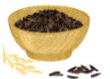 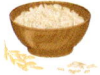

감자 1개(85g) 28mg   **옥수수** 1개(150g) 158mg   **미숫가루** 반컵(30g) 95mg   **흑미** 3큰술(40g) 124mg   **현미** 3큰술(40g) 141mg

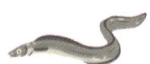 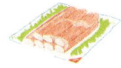 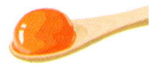 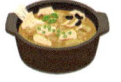

장어 1토막(50g) 139mg   **게맛살** 1접시(100g) 124mg   **계란노른자** 1개(50g) 308mg   **청국장** 1대접(200g) 820mg

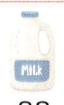

우유 1컵(200ml) 168mg   **두유** 1컵(200ml) 90mg

 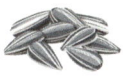 

참깨 1큰술(8g) 47mg   **해바라기씨** 2작은술(10g) 116mg   **베이컨** 구운것, 1줄(20g) 86mg   **땅콩버터** 1큰술(30g) 96mg

초콜렛 1개(100g) 308mg

Ⅱ. 혈액투석에 어느 정도 익숙해 졌을 때: 좀 더 깊이 파헤쳐 볼까?

혈액 칼륨 수치
: 칼륨의 공포에서 해방되기

Key Message

1. 과일과 채소는 남들보다 적은 양을 섭취

2. 채소를 먹거나 요리하기 전 10배 정도 따뜻한 물에 2시간 담가 둡니다.

3. 칼륨 약은 처방받은 대로 복용하고, 투석 스케줄도 준수해야 합니다.

혈액 칼륨 농도가 갑자기 올라가는 경우, 다리에 쥐가 나고 저리거나, 심지어는 심한 부정맥으로 **급성 심정지**가 발생할 수 있어 각별한 주의가 필요합니다. 칼륨은 우리 몸 세포가 정상적으로 기능하는 데 매우 중요한 성분으로, 모든 음식, 특히 과일과 채소에 다량 함유되어 있습니다.

하나.

과일과 채소는 콩팥 기능이 정상인 사람들에 비해 적게 먹어야 하고, 특히 갑작스럽게 혈액 칼륨 수치가 상승하지 않도록 갑자기 많은 양을 섭취하지 않는 것이 중요합니다.

둘.

채소는 데쳐서 물은 버리고 요리해서 드시거나, 생채소를 먹고자 할 때는 잘게 썰어서 채소 부피의 10배 정도 되는 따뜻한 물에 2시간 이상 담가 놓았다가 드시면 좋습니다.

셋.

음식 속의 칼륨이 흡수되지 않게 도와주는 칼륨 약은 처방받은 대로 복용하고, 정해진 투석 스케줄을 잘 지켜서 칼륨 배출이 원활하게 되도록 하여야 합니다.

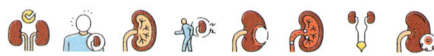

이런 분이 계셨어요

60대 남자분이었습니다.

9년 전부터 혈액투석을 시작한 분으로 우리 병원에 전원 오실 때 양쪽 다리와 심장이 많이 부어 있고 심방세동과 심부전이 있는 상태였어요. 환자분께 건체중을 낮추고, 식이요법을 다시 알려 드리면서 몸무게가 많이 늘지 않도록 평소에 식사 조절을 잘해 보자고 말씀드렸습니다. 그러나, 저와는 아직 환자-의사 관계가 충분히 형성되지 않은 상태였기 때문에 제 권고 사항을 잘 지키지 않으셨습니다. 월·수·금 오후에 투석받던 분이었는데, 월요일 아침에 병원으로 전화가 왔습니다. 갑자기 어지럽고 혈압이 낮다고 하였습니다. 저는 위급한 상황이라는 것을 직감하고, 얼른 119를 불러 응급실로 가시도록 안내해 드렸습니다. 환자분은 즉시 119를 불렀는데, 119 요원이 도착하기 직전에 급성 심정지가 발생하여 119 요원들이 심폐소생술을 실시하면서 상급병원 응급실로 이송하였습니다.

응급실 도착 당시 혈액 칼륨 수치가 매우 높아져 있었고 이로 인한 급성 심정지로 판단하여 응급조치하였고, 다행히 심장 박동은 회복되었습니다. 그러나, 의식이 잘 회복되지 않아서 중환자실로 입원하여 치료받았고, 얼마 뒤부터 의식도 점진적으로 회복되어 두 달 후 퇴원하였습니다.

그 뒤 2년째 우리 병원에서 투석을 받고 있는데, 처음에는 걸음을 걷지 못해 부인이 휠체어로 모시고 다녔습니다. 지금은 지팡이를 짚으면서 걸어 오시는데, 아직 걸음이 매우 느리고 이전 상태로까지는 회복되지 않은 상태입니다.

고칼륨혈증은 이처럼 심한 부정맥(심실세동)을 유발하여 급성 심정지와 돌연사의 위험을 증가시킵니다. 따라서, 투석 환자들은 칼륨 수치가 갑자기 높아지지 않도록 철저하게 주의를 기울여야 합니다. 특히, 여름철에는 각종 과일과 채소, 그리고 음료수 섭취량이 늘어나서 고칼륨혈증 위험이 큽니다.

칼륨 함량이 많은 식품

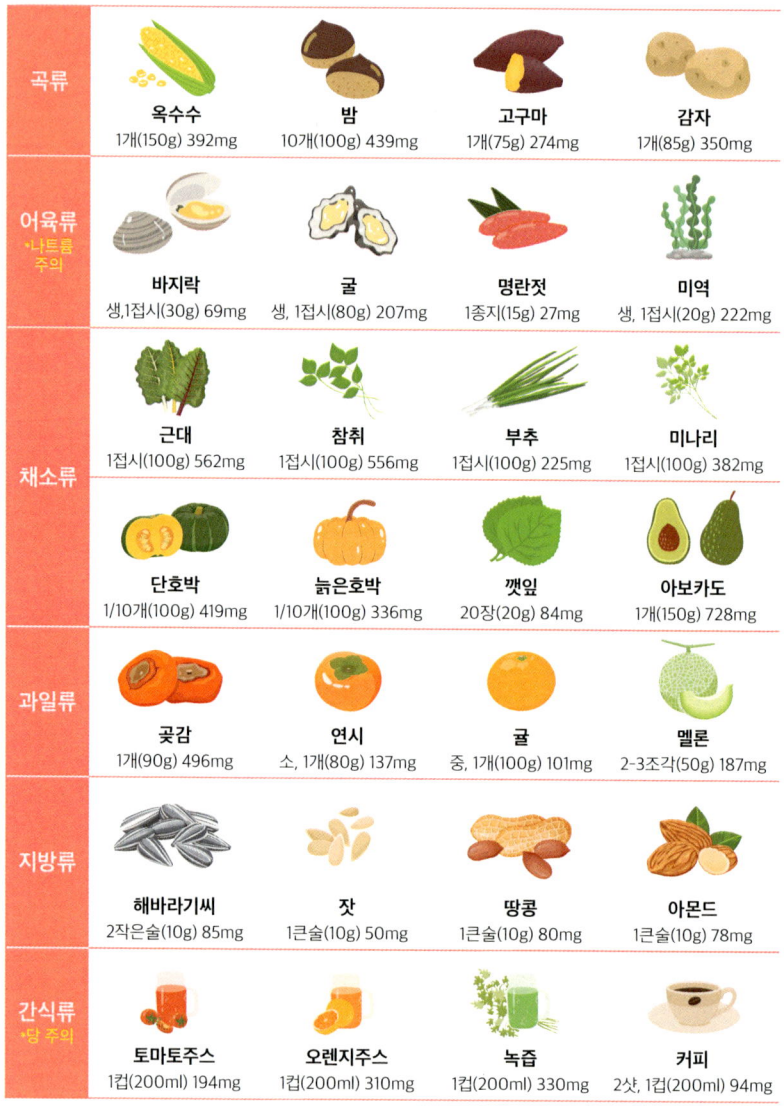

곡류	옥수수 1개(150g) 392mg	밤 10개(100g) 439mg	고구마 1개(75g) 274mg	감자 1개(85g) 350mg
어육류 *나트륨 주의	바지락 생, 1접시(30g) 69mg	굴 생, 1접시(80g) 207mg	명란젓 1종지(15g) 27mg	미역 생, 1접시(20g) 222mg
채소류	근대 1접시(100g) 562mg	참취 1접시(100g) 556mg	부추 1접시(100g) 225mg	미나리 1접시(100g) 382mg
	단호박 1/10개(100g) 419mg	늙은호박 1/10개(100g) 336mg	깻잎 20장(20g) 84mg	아보카도 1개(150g) 728mg
과일류	곶감 1개(90g) 496mg	연시 소, 1개(80g) 137mg	귤 중, 1개(100g) 101mg	멜론 2-3조각(50g) 187mg
지방류	해바라기씨 2작은술(10g) 85mg	잣 1큰술(10g) 50mg	땅콩 1큰술(10g) 80mg	아몬드 1큰술(10g) 78mg
간식류 *당 주의	토마토주스 1컵(200ml) 194mg	오렌지주스 1컵(200ml) 310mg	녹즙 1컵(200ml) 330mg	커피 2샷, 1컵(200ml) 94mg

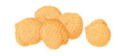 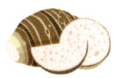 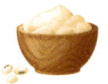

병아리콩	토란	미숫가루	검은콩	팥 등 잡곡류
2큰술(20g) 222mg	1접시(130g) 676mg	반컵(30g) 189mg	2큰술(20g) 378mg	팥, 반컵(70g) 933mg

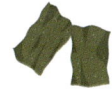 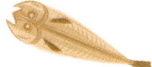 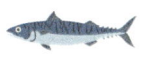 

다시마	북어	생선류	문어
1조각(15g) 186mg	1/4토막(10g) 115mg	고등어, 1토막(60g) 175mg	삶은것, 반개(70g) 168mg

 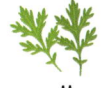 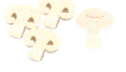

시금치	쑥	양송이
1접시(100g) 691mg	1접시(100g) 652mg	5-6개(100g) 382mg

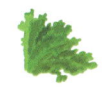  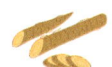 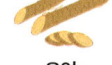

가죽나물	연근	우엉
1접시(100g) 472mg	1/2개(200g) 956mg	1뿌리(150g) 609mg

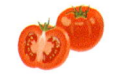 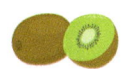 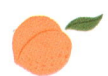  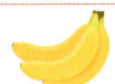

토마토	키위	천도복숭아	참외	바나나
1/4개(100g) 250mg	1개(100g) 284mg	1개(100g) 231mg	소, 1/2개(120g) 547mg	1개(100g) 355mg

베이컨	은행	호두
구운것, 1줄(20g) 106mg	1큰술(10g) 68mg	대 1-1.5개(8g) 43mg

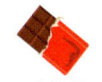 

초콜렛	황설탕/흑설탕
다크, 1개(100g) 715mg	1큰술(10g) 9.4mg

Ⅱ. 혈액투석에 어느 정도 익숙해 졌을 때: 좀 더 깊이 파헤쳐 볼까?

돌연사를 막으려면?

Key Message

1. 폐부종, 고칼륨혈증으로 인한 돌연사를 막자!

2. 특히 주말에는 저염식이, 저칼륨식이!

3. 안정 시 호흡곤란, 어지럼증을 느낀다면 초응급!

돌연사는 증상 발생 후 급격하게 상황이 악화하여 목숨을 잃게 되는 것으로, 투석 환자 4명 중 1명의 사망 원인은 돌연사입니다.

하나.

평소 잘 관리하면 막을 수 있는 돌연사의 원인 두 가지, 폐부종과 고칼륨혈증입니다. 폐부종은 과식과 염분 과다 섭취로 발생하고 호흡곤란을 일으킵니다. 고칼륨혈증은 과일, 채소를 많이 먹거나 칼륨 약을 제대로 복용하지 않아 생깁니다.

둘.

3일 만에 투석을 받아야 하는 주말에는 특히 돌연사의 위험이 크니 조심해야 합니다. 주말 동안 과식을 피하고, 저염식이, 저칼륨식이. 잊지 마세요.

셋.

만약 집에서 가만히 있는데도 호흡이 곤란하거나 어지럼증이 생기면 초응급 상황입니다. 가족이나 119에 즉시 도움을 요청하세요.

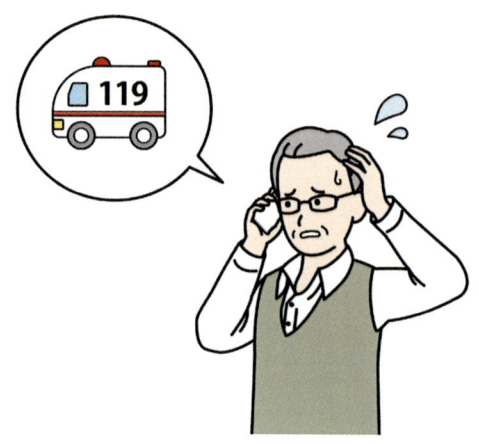

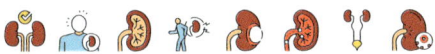

이런 분이 계셨어요

50대 남자분이었습니다.

월·수·금요일에 혈액투석받던 분인데, 투석 시작한 뒤 1년여 동안 여행을 가지 못해 답답했답니다. 그러던 중 주말을 이용해서 가족들과 제주도 여행을 갔습니다. 어느 해 8월이었는데, 횟집에 가서 상추 등 채소와 회도 많이 먹고 술도 마셨다고 합니다. 숙소로 돌아온 뒤 가슴이 답답하였으나 대수롭지 않게 생각하고 잠이 들었는데, 그다음 날 아침 부인이 깨웠는데도 반응이 없어 119를 불렀고, 119 대원이 도착하였을 당시에는 이미 환자의 호흡과 맥박이 없었다고 합니다.

Ⅱ. 혈액투석에 어느 정도 익숙해 졌을 때: 좀 더 깊이 파헤쳐 볼까?

당뇨병 환자는 발 관리가 중요해요

Key Message

1. 매일 발을 깨끗이 씻고, 상처는 없는지 꼼꼼히 살피기

2. 발에 잘 맞는 운동화 제대로 신고 다니기 (O), 슬리퍼 (X), 신발 구겨 신기 (X)

3. 발에 상처가 났거나 통증, 부기(부종), 빨갛게 변한 경우는 즉시 의료진에게 알리기

당뇨병이 오래되면 온몸에 합병증이 생길 수 있습니다. 당뇨병으로 콩팥 기능이 나빠져서 투석하는 분은 1) 발, 2) 눈, 3) 혈관에도 합병증이 생기지 않는지 스스로 매일 점검하고, 증상 발생하면 의료진에게 즉각 알리며, 특별한 증상을 못 느끼더라도 정기적으로 검진을 받아야 합니다.

하나.

당뇨병의 합병증인 말초신경병과 다리 혈관병으로 감각이 떨어지거나 저리고 아픈 경우가 많습니다. 당뇨병 환자의 경우에는 발에 상처가 나거나 심지어 화상을 입어도 감각을 못 느끼는 경우가 많아서 상처가 난 지도 모르고 지내다가 자칫하면 치료 시기를 놓치게 되고, 이런 경우 상처가 치유되지 않아 절단 수술까지 받거나 패혈증으로 진행되어 생명을 위협하는 일이 발생할 수 있습니다.

둘.

슬리퍼를 신고 다니거나, 운동화 뒷굽을 구겨 신고 다니면 발에 상처가 나기 쉽고, 넘어져서 다리뼈나 허리뼈에 골절이 발생할 수도 있습니다.

셋.

발에 상처가 생겼거나, 아프거나, 붓거나, 빨갛게 변한 경우에는 즉시 의료진에게 알려서 적절한 조치를 받으셔야 합니다.

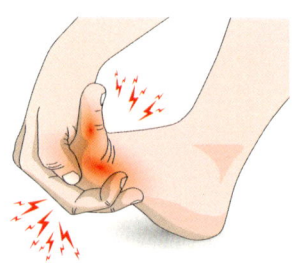

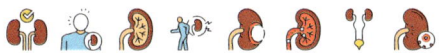

이런 분이 계셨어요

50대 남자 환자였습니다.

당뇨병으로 8년 전부터 혈액투석받는 분으로, 협심증으로 심장 혈관에 스텐트 삽입도 받았고, 눈도 당뇨 합병증으로 여러 차례 망막 수술을 받아 시력도 많이 떨어진 상태였습니다.

어느 날 발톱을 깎다가 작은 상처가 생겼는데, 상처가 생겼는지도 모르고 내버려 두었다가 덧나서 발이 아프고 빨갛게 부었습니다. 그제야 저에게 이야기하셨고, 급하게 상급병원으로 옮기어 입원하게 되었습니다. 입원 후 항생제 치료와 소독을 열심히 했으나 상처는 점점 심해져 갔고, 어쩔 수 없이 발가락을 절단했습니다. 그런데, 발가락 절단한 부위가 아물지 않고 상처가 악화하여 얼마 지나지 않아 무릎 아래에서 절단 수술을 받아야 했습니다. 그 뒤 휠체어로 투석 받으러 다니다가 조금씩 회복되어 겨우 목발을 짚고 다니게 되었는데, 이번에는 반대쪽 발에 슬리퍼를 신고 다니다가 발가락이 슬리퍼에 쓸려서 작은 상처가 났는데, 이게 덧나서 발가락 절단 수술을 또 받게 되었습니다.

발은 우리가 서고 걸을 수 있게 해 줍니다. 발을 잃으면 우리의 행동반경에 큰 제약이 생깁니다. 부디 잘 관리하여 이런 일이 생기지 않기를 바랍니다.

Ⅱ. 혈액투석에 어느 정도 익숙해 졌을 때: 좀 더 깊이 파헤쳐 볼까?

낙상 사고를 예방해야 합니다

Key Message

1. 규칙적으로 운동하세요.

2. 시력을 매년 검사하세요.

3. 안전한 가정환경을 만드세요.

낙상은 미끄러지거나 넘어지는 사고를 말하는데, 투석 환자들은 특히 뼈가 많이 약하기 때문에 살짝 넘어졌는데도, 골절 등 크게 다치는 경우가 많습니다. 특히 연로한 투석 환자들에게는 이런 낙상 사고가 자칫 치명적인 결과로 이어질 수도 있어 본인과 가족들의 각별한 주의가 필요합니다.

낙상 예방을 위한 안전한 가정환경 만들기

1. 침실: 침대 옆에 안전 손잡이를 부착하세요. 침대에서 일어날 때는 침대 옆 안전 손잡이를 잡고 조심해서 천천히 일어나세요.
2. 화장실: 미끄럼방지 매트를 깔아요. 변기를 사용할 때는 좌변기 안전 손잡이를 잡고, 목욕은 목욕 의자에 앉아서 안전하게 하세요.
3. 현관: 신발장 안전 손잡이를 잡거나 의자에 앉아서 신발을 신거나 벗으세요.
4. 문턱: 집안의 문턱을 없애주세요.

하나.

자신의 의학적 상태와 체력에 맞는 운동을 찾아 꾸준히 운동하십시오. 근력과 적절한 신체 능력을 유지하는 것이 낙상 예방에 중요합니다.

둘.

시력을 정기적으로 검사하십시오. 노안이나 당뇨 망막증 등으로 인해 시력의 변화가 생긴 경우에는 걷다가 낮은 문턱이나 지표면의 돌멩이 등을 보지 못하고 걸려서 넘어지는 사고가 빈번하게 발생합니다.

셋.

낙상 사고의 62%는 가정에서 발생합니다. 안전한 가정환경을 만드세요.

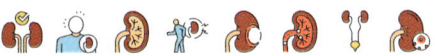

이런 분이 계셨어요

80대 여자분이었습니다.

당뇨병으로 콩팥이 나빠져서 5년 전부터 혈액투석을 받는 분이었어요. 당뇨 망막 합병증도 생겨서 여러 차례 눈에 레이저 시술을 받았습니다. 그래서 시력도 매우 나쁜 분이었는데, 집에서 새벽에 일어나 화장실을 가려다 방문 문턱에 걸려 넘어졌습니다. 심한 통증으로 일어나지도 못해 딸에게 겨우 연락해서 119를 타고 응급실에 갔습니다. 우측 고관절 골절이 진단되었고, 고관절 수술을 받았습니다. 고관절 수술은 사망률이 높다는 수술 전 설명을 듣고는 걱정이 많이 되었지만, 무사히 회복하여 퇴원하였고, 현재는 휠체어를 타고 장애인 택시를 이용해서 매주 3회 투석받으러 오고 계십니다.

Ⅱ. 혈액투석에 어느 정도 익숙해 졌을 때: 좀 더 깊이 파헤쳐 볼까?

여행을 계획할 때 투석 스케줄 조정하는 법

Key Message

1. 투석을 한 번이라도 빠지면 위험!

2. 적어도 여행 2주 전에 의료진과 투석 일정 조정에 대해 상의해야 합니다.

3. 2박3일 이하의 여행이라면 투석 일정 조정하여 여행 가능, 3박4일 이상 여행이라면 현지에서 투석이 필요합니다.

혈액투석 받는 분들도 기분 전환을 위해, 또는 업무상 목적으로 여행을 계획하는 경우가 있습니다. 의료진은 여러분께서 건강을 해치지 않으면서도 즐거운 여행이 될 수 있도록 최선을 다하고자 합니다.

하나.

투석을 한 번 받지 않는 것만으로도 자칫 생명에 영향을 줄 정도의 큰 위험에 노출될 수 있습니다. 따라서, 여행 일정이 정해지는 대로 의료진과 투석 스케줄을 꼭 상의해 주세요.

둘.

적어도 여행 2주 전에 상의해 주시면 가장 적절하게 투석 스케줄 조정이 가능합니다.

셋.

당일 여행, 1박2일 여행, 2박3일 여행까지는 본원 투석 스케줄을 적절히 조정하여 안전하게 다녀올 수 있습니다. 그러나, 3박4일 이상의 일정이라면 여행 가는 곳 현지에서 투석 받을 수 있도록 투석 병원을 미리 섭외하여야 합니다.

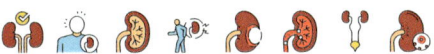

이런 분이 계셨어요

60대 남자분이었습니다.

딸이 효도 여행을 시켜주겠다며 외국 여행을 계획하였습니다. 딸은 오랜 기간 아빠가 혈액투석을 받으면서 여러 가지 일이 생긴 걸 지켜봐 왔고, 그래서 주의해야 할 점을 잘 알고 있었기에 여행 6개월 전부터 저와 상의하였습니다. 4박5일 일정 정도를 예상했기 때문에 현지에서 1~2회 투석을 받을 수 있는 곳으로 여행지를 알아보았습니다. 태국, 베트남 등에 외국인 투석이 가능한 병원이 있는지를 알아보던 중 태국의 한 병원에서 가능하다는 답변을 받아서 여행지를 그리로 결정했다고 합니다. 저에게 영문으로 된 소견서, 처방전, 검사 결과지를 요청했고 작성해 드린 서류를 여행 전에 현지 병원 담당자에게 이메일로 보내서 확인받았습니다. 여행을 철저히 계획하고, 미리미리 필요한 사항을 잘 준비했기 때문에 편안하고 안전하게 가족여행을 다녀올 수 있었습니다.

Ⅱ. 혈액투석에 어느 정도 익숙해 졌을 때: 좀 더 깊이 파헤쳐 볼까?

다른 병원에서 수술받게 되었습니다.

Key Message

1. 진행 과정: 수술 계획 수립(수술 병원) → 지원계획 수립(투석 병원) → 수술

2. 투석 병원 지원계획 1: 투석 스케줄 조정

3. 투석 병원 지원계획 2: 복용 약물 조절

투석 환자들은 다양한 질병으로 수술 또는 침습적인 시술을 받게 되는 경우가 종종 발생합니다. 입원하여 수술받는 경우는 입원 기간에 해당 병원에서 투석까지 받게 되기 때문에 입원하실 때 투석 병원 의료진으로부터 다음 서류를 받아서 수술 병원에 제출해 주세요.

1. 투석 치료에 대한 상세한 인계 사항이 담긴 전원 소견서
2. 현재 복용 중인 약이 모두 포함된 처방전 또는 소견서
3. 가장 최근 검사 결과지

만약, 입원하지 않고 수술을 받게 될 때 투석은 기존 투석 병원에서 받아야 하는데, 수술이 원활하게 진행될 수 있게 하려면 미리미리 여러 가지 준비가 필요하므로 적어도 수술 예정일 2주 전에는 의료진에게 알려주시기 바랍니다.

하나.

진행 순서는 일반적으로 ① 수술을 진행할 병의원에서 수술 이름, 마취 종류 등에 대한 계획을 확정하신 후 투석 병원 의료진에게 알려주시면, ② 투석 관련 지원계획을 수립하여 수행하면서, ③ 예정일에 수술을 안전하게 받을 수 있도록 조치하여 드립니다.

둘.

수술이 잘 진행될 수 있도록 투석 스케줄을 조정하여야 합니다.

셋.

수술 종류에 따라서는 현재 복용 중인 약 중 일부(예: 아스피린 등)를 미리 중단하거나, 수술 당일 약제(예: 당뇨약 등) 복용 방법을 변경하는 등 조절이 필요한 경우가 발생할 수 있습니다. 어떻게 조정하면 될지 투석 병원 의료진으로부터 자세하게 안내받으세요.

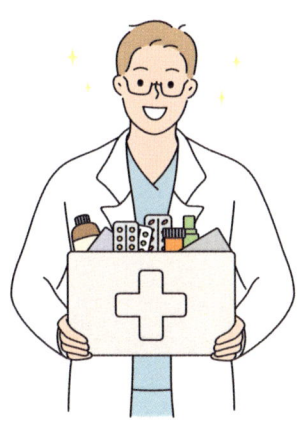

Ⅱ. 혈액투석에 어느 정도 익숙해 졌을 때: 좀 더 깊이 파헤쳐 볼까?

투석 환자의 괴로움 (1)
: 수면장애

Key Message

1. 수면장애: 투석 환자 40~60%에서 발생합니다.

2. 생활 습관(수면 위생) 개선이 매우 중요하고 우선으로 고려되어야 합니다.

3. 정신건강의학과 선생님의 도움을 주저하지 말아야 합니다.

투석 환자들의 생존에 직접적인 영향을 미치지는 않는다고 하더라도 '삶의 질'을 크게 떨어뜨릴 정도로 심각한 괴로움을 주는 만성 문제들이 산재합니다. 제 경험상 많은 투석 환자를 오랜 기간 괴롭히는 3대 문제는 불면증, 변비, 그리고 가려움증입니다.

하나.

투석 환자들은 몸도 괴롭고, 마음에도 여러 가지 걱정이 많습니다. 그래서 수면장애가 10명 중 6명에서 나타날 정도로 흔한데, 수면장애에는 불면증, 주간 수면과다, 코골이, 하지불안 증후군 등이 속합니다.

둘.

불면증 개선을 위해서 처음부터 수면제를 찾을 것이 아니라, 자신의 생활 습관, 즉 수면 위생이 건강한 상태인지, 혹시 개선할 부분은 없는지 살펴보는 것이 중요합니다. 아래 기재한 수면 위생 9가지 사항을 꼼꼼히 살펴보고 적극적으로 개선해 보십시오.

셋.

수면 위생 개선만으로 수면장애 해결이 잘 안되어 일상생활에 지장이 많은 경우, 우울한 기분이나 기타 정신과적 증상이 동반되는 경우, 불면으로 인해 의욕이 사라질 때에는 정신건강의학과 선생님의 도움이 필요합니다. 주저하지 말고 진료받으세요. 큰 도움 받으실 겁니다.

수면 위생

1. 매일 기상/취침 시간이 일정해야 합니다. 특히 취침 시간에 무관하게 '일정한 시간에 일어나기'가 중요
2. 낮잠은 될 수 있으면 자지 말고, 꼭 자야 한다면 매일 같은 시간에 조금만 자는 것이 바람직
3. 잠자리에서 일하거나 TV/핸드폰 시청 금지
4. 침대에 누운 후 15분 정도 지나도 잠이 안 들면 침실에서 나와 밝은 곳에서 잠 올 때까지 조용한 활동을 하기
5. 걱정거리를 침실에 가져오지 말기. 내일 걱정은 내일 해도 늦지 않다!
6. 잠자리에 들기 6시간 전부터 카페인 함유 음식(커피, 콜라, 녹차) 피하기
7. 규칙적인 운동 하기(오전 또는 이른 오후). 잠자리 들기 6시간 전부터는 과격한 운동 금지
8. 침실 환경을 어둡고 조용하며 시원하게 유지
9. 음주는 깊은 잠을 방해하고 수면 무호흡 악화시키므로 마시지 말 것

정신건강의학과 진료가 필요한 경우

1. 우울한 기분이 2주 이상 동반되는 경우
2. 우울감 이외에 불안 등 다른 정신과적 증상이 동반되는 경우
3. 불면이 지속되어 일상생활에 지장이 많을 때
4. 불면으로 인해 식사 관리나 치료에 대한 의지가 사라지는 경우

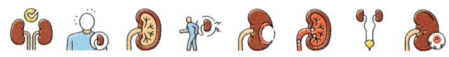

이런 분이 계셨어요

70대 남자분이었습니다.

당뇨병으로 1년 전부터 혈액투석을 받고 있는데, 오래전부터 밤에 잠을 잘 자지 못하여서 힘들다고 하셨습니다. 밤에 거의 한숨도 못 잘 때도 있고, 어떨 때는 잠이 들긴 하지만 화장실 가는 것 때문에 잠이 깬 뒤 다시 잠들기가 힘들다고 하였습니다. 그래서, 낮에 제대로 생활하기 힘들다고 하셨어요.

그런데, 이분은 혈액투석을 받는 4시간 동안은 계속 주무셨습니다.

수면 위생 9가지를 지키도록 다시 한번 말씀드렸고, 혈액투석 받을 때 지겹더라도 자지 않고 무언가 집중할 수 있는 다른 일(TV, 유튜브 시청 등)을 해서라도 우선 낮잠을 많이 자지 않는 것이 밤에 잘 자는 데 도움이 될 것이라고 말씀드렸습니다.

II. 혈액투석에 어느 정도 익숙해 졌을 때: 좀 더 깊이 파헤쳐 볼까?

투석 환자의 괴로움 (2)
: 변비

Key Message

1. 변비 원인: 채소 섭취 부족, 체력 저하, 복용 약제

2. 대책 1: 생활 습관 개선(변비 개선에 도움되는 음식으로 추천할 만한 것이 별로 없음. 단, 조건반사 유도나 시간제한 배변 훈련 등은 시도해 볼만함)

3. 대책 2: 변비약 복용

하나.

변비는 투석 환자들에게 매우 흔하게 발생하는데, 투석 환자의 특성상 식이섬유가 풍부한 채소 섭취를 제한하고, 체력이 저하되어 있으며, 변비를 잘 일으키는 철분제, 인 약, 칼륨 약 등도 어쩔 수 없이 복용해야 하기 때문입니다.

둘.

변비를 호전시키기 위해서는 생활 습관 개선이 필수적입니다. 일반적으로 물을 많이 마시고 운동을 하면 변비가 개선되는 것으로 알려져 있는데, 아직 물과 운동이 변비를 개선한다는 증거는 없습니다. 또한, 요구르트나 유산균도 변비 개선에는 거의 도움이 되지 않습니다. 채소 섭취를 꾸준히 하면 당장에는 큰 효과가 없다고 하더라도 변비 개선에 도움이 될 수 있으나, 투석 환자들에게는 칼륨 수치를 높여 위험에 빠지게 할 수도 있으므로 채소를 많이 먹는 것도 권장되지 않습니다. 따라서 음식과 운동은 변비 개선에 큰 도움이 되지 않는다고 생각하면 좋겠습니다.

그러나 몇 가지 변비를 개선하는 요령이 있습니다.

1. 배변 활동이 조건반사임을 활용하는 것입니다. 늘 일정한 시간에 배변하면 장운동이 그 시간에 최대가 되는 조건반사 효과를 노리는 것입니다. 장운동은 일반적으로 아침에 일어난 뒤 2시간 이내, 그리고 아침 식사 후에 가장 높으므로 이 시간대에 항상 배변하는 습관을 들이면 변비 개선에 도움이 됩니다.

2. 시간제한 배변 훈련을 해 봅니다. 하루에 최소 두 번, 식사 30분 후에 배변을 시도해 보되, 5분을 시도해도 성공하지 못하면 거기서 그만둡니다.

3. 횡격막호흡을 꾸준히 연습하는 것도 도움이 된다는 연구 결과가 있습니다.

4. 배변 자세는 앞으로 몸을 기울이고 발은 땅에서 20센티미터 정도 높이 올리고 앉아 있는 것이 가장 효과적이라고 보고되어 있습니다.

셋.

생활 습관 개선만으로 변비가 호전되지 않으면 변비약을 복용해야 합니다. 주치의와 상의하십시오.

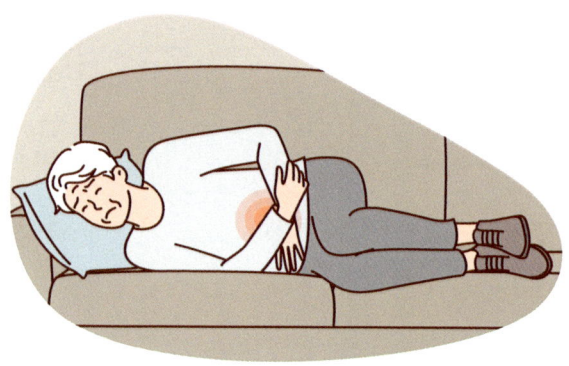

투석 환자의 괴로움 (3)
: 가려움증

Key Message

1. 원인: 불충분한 투석, 부갑상선기능항진증, 혈액 칼슘/인 수치 증가, 피부건조증, 혈액 마그네슘/알루미늄 수치 증가

2. 대책 1: 일반 처치(적절한 투석, 혈액 부갑상선호르몬과 인 수치 관리, 피부건조증 개선)

3. 대책 2: 약물치료

투석 환자 중에는 온몸 또는 몸의 특정 부위가 심하게 가려워서 힘들어하는 분들이 매우 많습니다. 가려워서 한 번 긁기 시작하면 가려움증은 더욱 심해져서 피가 날 정도의 상처가 되고, 딱딱하고 건조해진 피부는 만성 가려움증의 원인이 되기 때문에, '가렵다→긁는다→더 가렵다'의 악순환이 시작되기 전에 잘 관리하는 것이 중요합니다.

하나.

투석 환자에서 가려움증 원인으로 피검사에서 쉽게 확인할 수 있는 것들이 있습니다. 불충분한 투석으로 요독 물질 제거가 부족할 때, 부갑상선기능항진증, 칼슘이나 인, 마그네슘, 알루미늄 수치가 높은 경우 등입니다. 그런데 제 경험상 이처럼 피검사에서 확인되는 원인이 없는데도 불구하고 가려움증을 심하게 호소하는 경우가 많은데 그 주범은 바로 '피부건조증'입니다.

둘.

우선 피검사에서 확인되는 원인을 찾아 교정해 봅니다. 만약 피검사에서 원인이 뚜렷하지 않으면 피부건조증 개선을 위해 노력합니다. 피부건조증이 생기지 않도록 하기 위해서는 샤워할 때 비누를 많이 써서 온몸을 빡빡 문지르거나 때를 벗기는 행위는 절대로 하시면 안 됩니다. 그리고 샤워 후에는 꼭 피부 보습로션을 발라 보습에 신경 써야 합니다.

셋.

일반적인 처치 방법으로 개선되지 않을 때는 약물 치료를 받습니다. 주치의와 상의하십시오.

Ⅱ. 혈액투석에 어느 정도 익숙해 졌을 때: 좀 더 깊이 파헤쳐 볼까?

투석 중에 혈압이 자꾸 떨어져요

Key Message

1. 투석 사이 체중 증가량이 너무 많지 않도록 관리

2. 건체중 조절 필요성 확인

3. 혈압약 조절 및 심장질환 동반 여부 확인 및 치료

투석 생활에 적응되어 심신이 안정된 분들에게는 투석 치료가 특별히 힘들지 않습니다. 그러나, 주위에 투석 받는 분 중 투석이 너무 힘들다고 말씀하시는 걸 들은 적이 있으실 텐데요. 투석할 때 온몸이 땅으로 꺼져 들어가는 것 같고, 다리에 쥐가 나고 심지어는 정신을 잃는 분들이 계십니다. 그 정도까지는 아니라고 하더라도 투석만 받고 나면 지쳐서 투석받는 날은 아무것도 못 하고 누워서 쉬어야 한다는 분들도 계십니다. 이런 일이 발생하는 이유 중에는 투석 중에 발생하는 저혈압이 원인인 경우가 많으므로 다음 세 가지 사항을 체크하면서 투석 중에 혈압이 떨어지지 않도록 노력해 봅시다.

하나.

체중이 너무 많이 늘어서 투석할 때 수분을 많이 제거해야 하는 경우에 저혈압이 자주 생깁니다. 자신의 건체중에서 4% 이상 체중이 늘지 않도록 노력해 보세요. 만약 건체중이 60kg인 분이라면 2.4kg 이상 체중이 늘어오면 투석할 때 혈압이 떨어지고 다리에 쥐가 나는 등 문제가 발생할 가능성이 높습니다.

둘.

몸 컨디션이 좋아지고 식사량이 늘어나는 시기에는 몸무게가 증가할 겁니다. 투석 환자에서 살이 쪘는데도 이에 따라 건체중을 수동적으로 늘려주지 않으면 투석할 때 몸속 수분이 과도하게 빠지면서 혈압이 떨어질 가능성이 높습니다. 스스로 '살이 좀 찐 것 같다, 투석 끝날 무렵 조금 힘들어지는 것 같다.' 라는 느낌이 든다면 저혈압이 발생하기 전에 미리 주치의 선생님과 건체중 조절에 대해 상의하면 좋겠습니다.

셋.

가끔 혈압약을 조절해야 하거나, 심장질환이 악화하여 저혈압이 발생하는 때도 있습니다. 이런 경우에는 주치의 선생님의 안내에 따르시면 됩니다.

Ⅱ. 혈액투석에 어느 정도 익숙해 졌을 때: 좀 더 깊이 파헤쳐 볼까?

뼈가
약한 것
같아요

Key Message

1. 식사: 혈액 인 수치가 적정수준 유지하도록 식사 관리

2. 운동: 뼈 건강을 위해서는 뼈에 지속적인 자극 필요(단, 부상을 입지 않도록 주의하면서!)

3. 혈액검사 결과: 혈액 인 수치, 혈액 부갑상선호르몬 수치의 적정 수준 유지

투석 환자들은 심각한 뼈 질환을 앓는 경우가 많고, 조그마한 충격에도 뼈가 부러지는 유리 뼈를 가진 경우도 있습니다. 그래서 다음 세 가지를 기억하면서 항상 뼈 건강에 관심을 기울이면 좋겠습니다.

하나.

인은 뼈의 주성분입니다. 그런데 음식을 통해 섭취한 인이 배출되지 않고 핏속에 많아지게 되면, 칼슘 대사에 영향을 주어 뼈가 약해집니다. 따라서, 혈액 인 수치를 적절하게 유지하는 것이 뼈 건강을 위해 가장 먼저 해야 할 일입니다.

둘.

운동은 뼈의 강도 유지에 매우 중요합니다. 뼈에 적절한 자극이 주어질 수 있도록 꾸준히 운동하십시오.

셋.

병원에서 하는 피검사 중에 인 수치와 부갑상선호르몬 수치에 관심을 가져 보세요. 그리고, 이 수치들이 적절하게 유지되도록 식사 관리와 처방받은 약을 잘 챙겨 드십시오.

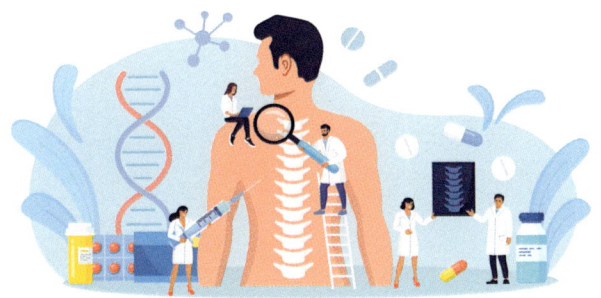

가슴이 두근거리고, 맥박이 불규칙합니다 (부정맥)

Key Message

1. 부정맥 진단: 두근거림이나 어지러움을 느끼는 순간에 심전도 촬영이 필요합니다.

2. 부정맥 종류에 따라 치료가 필요한 경우도, 필요하지 않은 경우도 있습니다.

3. 혈액 칼륨 수치가 높아지지 않도록 조심합니다.

투석을 받는 분들은 여러 종류의 심장질환이 발생할 수 있는데, 이중 부정맥은 일반인보다 10배까지 많이 발생하는 것으로 알려져 있습니다. 부정맥은 심장이 빠르거나 느리거나 불규칙하게 뛰는 현상을 말하며, 어떤 부정맥은 특별한 처치를 필요로 하지 않지만, 어떤 부정맥은 심정지가 발생할 정도로 심각하여 즉각적인 대처가 필요합니다.

하나.

부정맥이 항상 지속되는 분도 있지만, 어떤 분은 잠시 있다가 금방 사라져 버리기도 합니다. 부정맥이 잠시 나타나는 분이라면 증상이 있을 때 즉시 심전도를 찍어서 부정맥의 종류와 심각성을 확인하는 것이 필요합니다.

둘.

심전도 검사를 통해 부정맥이 확인되면 치료해야 하는 종류인지, 해야 한다면 어떻게 해야 하는지에 대해 판단할 수 있습니다. 만약 치료해야 하는 종류의 부정맥이라면 치료계획을 수립하고 치료를 시작합니다.

셋.

투석 환자들은 요독증 때문에 심장 조직에 변화가 생겨서 조그마한 외부 변화에도 부정맥이 쉽게 생길 수 있습니다. 특히 이런 외부 변화 중 가장 중요한 것이 '고칼륨혈증'입니다. 과일, 채소를 많이 섭취하여 갑자기 혈액 칼륨 수치가 높아지게 되면 심실세동이라는 심한 부정맥이 생겨 급성 심정지가 발생할 수 있습니다.

Ⅱ. 혈액투석에 어느 정도 익숙해 졌을 때: 좀 더 깊이 파헤쳐 볼까?

다리가 저려요
(말초신경병)

Key Message

1. 증상별 흔한 원인: 발끝 저림(말초신경병) vs. 파행*(척추협착증/하지동맥 질환)

2. 말초신경병증의 원인: 요독증, 당뇨병…

3. 치료: 적절한 투석, 약물치료

* 파행: 걸으면 다리가 저리고 아파서 쉬었다 가야 하는 증상

투석 환자 중에는 다리가 저려서 불편해하는 분들이 많습니다.

하나.

우선 증상이 어떤지 면밀히 살펴보아서 가만히 있어도 발끝이 저린 것인지, 좀 걷고 나면 다리가 저려서 주저앉아야 하는 것인지를 구별해야 합니다. 가만히 있어도 발끝이 저리고 특히 밤에 잘 때도 이런 증상이 나타난다면 '말초신경병'이 원인일 가능성이 높습니다. 이에 비해 얼마쯤 걷고 나면 다리가 저리기 시작하고, 다리 저림이 너무 심해지면 더 걷지 못하고 앉아서 좀 쉬어야 하는 '파행'이 생길 때에는 말초신경병이 아닌 다른 원인, 즉 척추협착증에 의해 척추신경이 압박받거나, 하지동맥의 혈액순환이 안 되는 혈관질환 때문일 가능성이 높습니다.

둘.

투석 환자에서 말초신경병은 요독이 제대로 제거되지 않으면 악화하는데, 만약 당뇨병 환자라면 당뇨병의 말초신경 합병증 때문에 발생할 수도 있습니다.

셋.

투석 효율이 낮다면 우선 적절한 투석을 통해 요독 물질을 잘 제거하여야 합니다. 그리고, 말초신경병의 증상 개선에 도움이 되는 약제를 복용해 볼 수 있습니다. 단, 이런 약제들은 복용 초기에 어지럼증을 유발할 수 있으니, 어지럼증을 느끼거나 걸을 때 비틀거린다면 즉시 약 복용을 중단하고 주치의와 상의하시기 바랍니다.

또한, 당뇨병 환자들이 발이 저리다고 발에 침을 맞거나 뜨거운 물에 족욕을 하는 경우가 있는데, 당뇨병이 심하고 오래되어 발 감각이 떨어진 분들은 화상을 입거나 상처가 나도 통증을 잘 못 느껴 제대로 치료받지 않아 발 상처가 심각하게 악화하는 경우가 종종 있으니 될 수 있으면 삼가는 것이 좋겠습니다.

# 제 피가 산성이라고요?

Key Message

1. 산증의 원인: 쇼크, 당뇨병 등 / 콩팥 기능 저하, 설사

2. 산증의 문제점: 골밀도 감소, 근육 감소, 심혈관질환 증가

3. 산증의 진단: 혈액 총이산화탄소 수치 저하

우리가 섭취하는 단백질이 소화되는 과정에서 산성 물질이 생겨납니다. 이 산성 물질은 콩팥에서 배출하는데, 투석 환자들은 콩팥의 산 배출 기능이 저하되어 피가 산성으로 변하게 됩니다. '대사 산증'은 피가 산성이라는 뜻입니다.

하나.

대사 산증이 생기는 원인은 크게 쇼크나 급성 당뇨 합병증 때문에 생기는 경우와 콩팥 기능이 나빠지거나 설사 때문에 생기는 두 가지 종류로 나눌 수 있습니다.

둘.

대사 산증이 지속되면 골밀도와 근육량이 감소하고, 심혈관 질환 위험도는 증가합니다.

셋.

피검사에서 총이산화탄소 수치를 확인하면 피가 산성인지, 중성인지, 또는 알칼리성인지를 알 수 있습니다. 만약 산성 정도가 심하다면 그 원인을 찾아 교정하는 것이 필요합니다.

Ⅱ. 혈액투석에 어느 정도 익숙해 졌을 때: 좀 더 깊이 파헤쳐 볼까?

나이가 드니 점점 기력이 없어져요

Key Message

1. 노쇠: 투석 환자에 흔하고, 노쇠 동반 시 사망률이 2배 증가합니다.

2. 노쇠 여부: 자가 점검표로 확인할 수 있습니다.

3. 노쇠 예방: 7대 수칙을 지키려고 노력합니다.

같은 70세라고 하더라도 어떤 분은 신체 나이가 60세 정도인데, 또 다른 분은 80세 정도로 보이는 분이 있습니다. 그 차이는 '노쇠' 정도에 의해 결정됩니다.

하나.

노쇠한 상태가 되면, 신체의 내외부에서 발생하는 스트레스에 대응하는 여력이 줄어듭니다. 그래서, 작은 신체 스트레스와 변화에도 매우 취약해져 질병이 쉽게 생기고 악화할 수 있습니다. 투석 환자 4명 중 3명이 노쇠 상태라고 알려져 있으며, 노쇠한 투석 환자는 그렇지 않은 환자에 비해 사망률이 2배 이상 높다는 연구 보고가 있습니다.

둘.

노쇠 여부를 판단하기 위해서는 신체 능력에 대한 측정이 필요한데, 스스로 해 볼 수도 있습니다. 한국 노인 노쇠코호트 사업단에서 발표한 신체 노쇠 자가 점검표를 이용해 보십시오. 탈진, 근력 감소, 보행 속도 저하, 신체 활동량 감소, 체중 감소 등 5가지 항목에 관한 질문에서 3개 이상 그렇다고 답변하면 노쇠한 상태입니다.

셋.

노쇠를 예방하기 위한 7대 수칙이 있습니다. 건강한 마음, 강한 치아, 가려 먹지 않는 충분한 식사, 화를 높이는 흡연 삼가, 만성질환 관리, 사람들과 어울림, 그리고 성실한 운동의 앞 글자를 따서 '건강 가화만사성'입니다. 매일 아침 한 번씩 읽어 보고 실천하면 좋겠습니다.

신체 노쇠 자가 점검표
(아래 5가지 중 3개 이상이면 노쇠에 해당함)

1. 탈진(지난주 모든 일을 힘들게 느낀 날이 7일 중 3일 이상인가?)	예☐	아니오☐
2. 근력 감소(혼자서 쉬지 않고 10계단을 오르기가 힘든가?)	예☐	아니오☐
3. 보행 속도 저하(운동장 한 바퀴를 전혀 어렵지 않게 걸을 수 있는가?)	예☐	아니오☐
4. 신체 활동량 감소(지난주 중간 강도 이상 신체활동을 1회 이상 했는가?)	예☐	아니오☐
5. 체중 감소(작년보다 1년간 4.5kg 이상 줄었는가?)	예☐	아니오☐

노쇠 예방 7대 수칙

1. 건 (건강한 마음)

2. 강 (강한 치아)

3. 가 (가려 먹지 않는 충분한 식사)

4. 화 (화를 높이는 흡연 삼가)

5. 만 (만성질환 관리)

6. 사 (사람들과 어울림)

7. 성 (성실한 운동)

〈한국 노인 노쇠코호트 사업단
(https://www.kfacs.kr/html/?pmode=promise)〉

… Ⅱ. 혈액투석에 어느 정도 익숙해 졌을 때: 좀 더 깊이 파헤쳐 볼까?

인지기능 저하 (1)
: 섬망

Key Message

1. 섬망은 치매와 증상은 비슷하지만, 원인, 치료, 예후 측면에서 전혀 다른 것입니다.

2. 섬망은 전신 상태 악화로 발생하며, 일시적으로 인지기능이 저하되고, 전신 상태가 호전되면 인지기능도 호전됩니다.

3. 대책: 밤에 잘 자기, 낮에는 익숙한 사람들과 만나기

투석 환자들은 여러 가지 동반 질환으로 입원 치료를 받게 됩니다. 그런데, 정신이 멀쩡하셨던 부모님이 입원 치료 도중 갑자기 치매가 걸린 것 같다며 걱정하는 분들이 계시는데요. 이렇게 갑자기 사람을 못 알아보고 밤낮을 구분 못 하고 기억력이 저하되며 심지어는 벌레가 기어다닌다는 둥 헛것을 보고 듣는 모습을 보이기도 합니다.

하나.

입원 치료 중 갑자기 인지기능이 저하된 경우는 대개 '섬망' 때문입니다. 섬망은 점진적으로 증상이 악화하는 치매와는 전혀 다릅니다.

둘.

섬망은 전신 상태 악화와 관련이 있습니다. 따라서, 전신 상태가 호전되면 일시적으로 나빠졌던 인지기능도 저절로 회복되게 됩니다.

셋.

전신 상태를 호전시키는 것이 근본적인 치료이지만, 그 외에도 밤낮이 바뀌지 않게 밤에 푹 자는 것이 중요하고, 낮에는 익숙한 사람을 만나서 이야기를 나누는 것도 빠른 회복에 도움이 됩니다.

Ⅱ. 혈액투석에 어느 정도 익숙해 졌을 때: 좀 더 깊이 파헤쳐 볼까?

인지기능 저하 (2)
: 치매

Key Message

1. 치매 원인: 알츠하이머병(60~70%), 혈관성 치매(20~30%)…

2. 착한 치매: 정신행동 증상(망상, 환청, 흥분, 공격성 등)이 없는 경우

3. 각 자치구 '치매안심센터'에서 치매 선별검사를 받아보세요.

기억력이 저하되어 일상생활에 지장을 주고, 성격이 변하여 가족들을 힘들게 하는 어르신들이 있습니다. 이런 경우 치매를 의심하게 되는데요. 다음 3가지 사항을 알고 계시면 도움이 될 것 같습니다.

하나.

비슷한 증상을 보이더라도 치매 원인에 따라 치료법이 달라지는 경우가 있습니다. 치매의 대표적인 원인인 알츠하이머병이 전체 치매의 60~70%를 차지할 정도로 가장 흔하지만, 그 외에도 뇌혈관질환으로 인해 치매 증상이 발생하는 혈관성 치매 등 다양한 원인이 있을 수 있습니다. 따라서, 최초로 치매가 진단될 때는 치매의 원인에 대해 한 번 살펴보는 것이 치료계획 수립에 꼭 필요합니다.

둘.

'착한 치매'라는 말이 있습니다. 비슷한 정도로 인지기능이 나빠진 치매 환자라고 하더라도, 어떤 분은 망상, 환청, 흥분, 공격성 등의 정신행동 증상이 심해서 주변 사람을 힘들게 하지만, 또 다른 분은 이런 증상이 없어서 가족들이 대하기 편한 경우가 있습니다.

정신행동 증상이 심한 경우 가족과 의료진의 부담이 훨씬 커지게 되지만, 이러한 정신행동 증상도 전문의의 진료를 받아 적절한 약물치료로 안정되는 경우가 많습니다.

셋.

치매가 의심될 때는 지자체별로 보건소에서 운영하는 치매안심센터에서 치매 선별검사를 받으실 수 있습니다.

Ⅱ. 혈액투석에 어느 정도 익숙해 졌을 때: 좀 더 깊이 파헤쳐 볼까?

예방접종, 뭘 맞아야 할까요?

Key Message

1. 혈액을 통한 감염(필수): 예) B형간염

2. 호흡기를 통한 감염(필수): 예) 인플루엔자, 폐렴구균, 코로나-19

3. 성인 권고 백신(권장): 예) 파상풍·디프테리아·백일해(DPT), 수두, 대상포진, 홍역·이하선염·풍진(MMR), A형간염, 수막구균

투석 환자들은 면역력이 약하여 외부에서 들어오는 각종 바이러스와 세균에 대해 매우 취약한 상태이기 때문에 예방접종을 꼭 해야 합니다. 면역력이 약하다니까 TV나 인터넷, 유튜브에서 면역력을 높인다고 홍보하는 건강기능식품에 솔깃하지 마시고, 정말 건강을 지키는 데 효과가 입증된 예방접종부터 받으시길 바랍니다.

하나.

혈액투석 환자들은 자기 혈액이 외부로 노출되게 됩니다. 따라서, 혈액을 통해 전파되는 감염인 B형간염에 대해서는 예방접종을 꼭 받으셔야 합니다. 투석 병원에서는 매년 2회, B형간염에 대한 항체가가 잘 유지되고 있는지 확인하고 있고 필요시 예방접종을 권고해 드리고 있습니다.

둘.

호흡기 감염 시 보통 사람은 감기 정도로 약하게 앓고 지나갈 것을, 투석 환자는 심각한 폐렴으로 진행하여 자칫하면 목숨까지 잃게 되는 경우가 생길 수 있습니다. 매년 인플루엔자 백신을 접종하시고, 폐렴구균 예방접종도 나이와 이전 접종 이력에 따라 받으셔야 합니다.

셋.

그 외 일반 성인을 대상으로 권고되는 여러 가지 백신들의 접종도 권장됩니다. 여기에는 어떤 것들이 있는지 그 종류를 살펴보세요.

Ⅲ

혈액투석 환자의 생활 습관 관리:
식생활과 운동도 중요해!

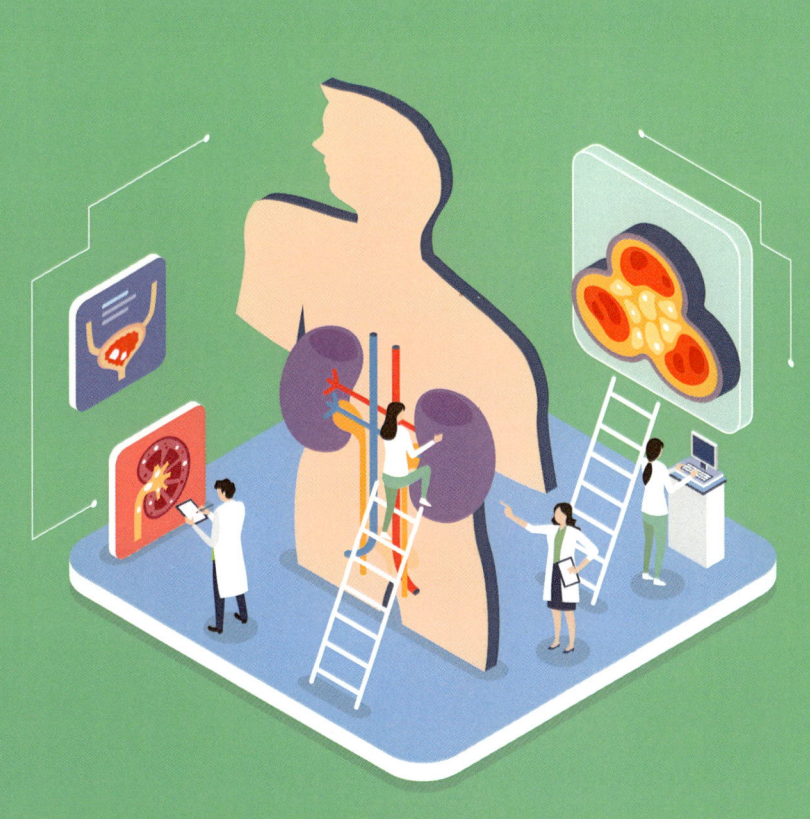

충분한 **단백질 섭취**의 중요성

Key Message

1. 투석 환자는 충분한 단백질 섭취 필요 (하루 4토막 양의 단백질)

2. 1토막 양: 육류 40g = 생선 50g = 계란 1개 = 두부 80g

3. 한 번에 다 먹는 것보다 매끼 조금씩 나누어 먹는 것이 더 좋습니다.

투석을 시작하기 전 단계에서는 식사할 때 이것저것 많은 제한을 두어야 한다고 귀에 못이 박히게 들어왔습니다. 비만해지지 않도록 과식을 피해야 하고, 콩팥 기능 악화를 억제하기 위해 단백질 섭취를 줄여야 하니 고기도 적게 먹고, 칼륨 제한을 위해 과일이나 채소 먹는 양도 줄이고, 인 때문에 잡곡이나 견과류도 피해야 한다고 말입니다.

게다가 당뇨병이 있는 분이라면 혈당 조절을 위해 단것도 먹지 말 것이며, 고지혈증 때문에 기름기 있는 음식도 피하여야 한다고 교육받아 왔습니다.

그러나, 모든 영양소는 정도껏 알맞게 섭취하는 것이 중요합니다. 특히, **투석을 시작하게 된 후에는 투석 전에 비해 식이요법이 변해야 합니다.** 좀 더 자유롭게 먹어도 됩니다. 그러나, 그동안 안 먹고, 못 먹었던 습관 때문에 금방 섭취량을 회복하기 어렵습니다.

이 때문에 투석 환자 중에는 의외로 영양실조와 섭취 영양소 불균형이 흔하게 발생하여 건강을 회복-유지하는 데 어려움을 겪는 경우가 많습니다.

하나.

투석 환자에서 필요한 하루 단백질 섭취량은 하루 4토막 단백질량입니다. 쇠고기, 돼지고기, 닭고기, 생선, 계란, 두부 등을 그때그때 자신의 입맛에 맞게 번갈아 가면서 선택하세요.

둘.

단백질 한 토막의 양은 육류 40g, 생선 50g, 계란 1개, 두부 80g입니다. 저울을 준비하여 직접 한 번 측정해 보시면 양에 대한 감을 잡을 수 있을 겁니다.

셋.

한 번에 많은 양의 단백질을 섭취하기보다는, 매끼 조금씩 나누어 먹는 것이 더욱 좋습니다.

충분한 칼로리 섭취의 중요성

Key Message

1. 투석 환자는 충분한 칼로리(몸무게 kg당 하루 30~35kcal) 섭취 필요

2. 달성 방법: 충분한 식사 + 열량 보충 간식(꿀, 사탕, 쨈, 기름, 튀김)

3. 경구용 영양보충제품: 그린비아 RD 플러스, 뉴케어 KD 플러스, 메디웰 신장용(투석) 등

요즘처럼 먹을 게 넘쳐나는 시대에 웬 영양실조 타령인가 하시겠지만, 투석 환자들은 단백질-에너지 섭취량이 부족하여 영양실조에 빠지기 쉽고 이는 사망 위험을 증가시킵니다. 따라서 '잘 먹는 문제'에 대해 더욱 깊은 관심을 가지셔야 합니다. 단백질 섭취도 충분히 해야 하지만, 일상생활과 투석 치료에 필요한 에너지를 만들어 내기 위해서는 탄수화물과 지방 섭취도 충분해야 합니다.

하나.

투석 환자에서 하루 칼로리는 몸무게 kg당 30~35kcal가 필요합니다. 체중 60kg이라면 매일 1,800kcal 이상의 열량이 보충되어야 합니다. 말이 1,800kcal이지, 우리나라 성인 평균 섭취량이 1859kcal이기 때문에, 거의 정상 성인이 먹는 만큼 먹어야 달성할 수 있는 칼로리입니다.

둘.

그래서 식사도 충분히 해야 하지만, 그것만으로는 칼로리 섭취량이 부족한 경우가 대부분이기 때문에, 쉽게 열량을 보충할 수 있는 꿀, 사탕, 쨈 등 단 간식을 많이 드셔야 합니다. 그리고, 기름에 볶거나 튀긴 음식도 높은 칼로리 때문에 도움이 됩니다.

셋.

치아가 안 좋은 등 여러 가지 문제로 식사를 제대로 하기 어려운 분들은 마시는 영양보충제품도 적극적으로 활용해 보십시오. 투석 환자에게 적합한 보충 식품들이 다양하게 출시되어 있으니, 한 가지만 먹다가 질려서 안 먹는 분은 이것저것 다양하게 시도해 보면 좋을 것 같습니다.

신장환자용 영양보충제품의 종류

상품명	용량/캔	칼로리/캔	단백질/캔	판매회사
그린비아 RD 플러스	200mL	400Kcal	15g	정식품
뉴케어 KD 플러스	200mL	400Kcal	15g	대상
메디웰 신장용 (투석)	200mL	400Kcal	15g	엠디웰

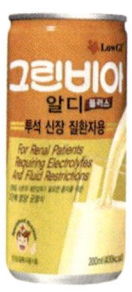 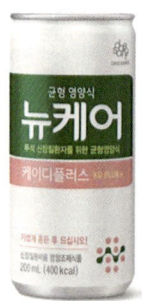 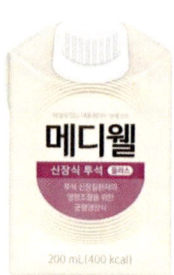

〈콩팥을 위해, 지금 현명하게 식사하세요! (대한신장학회 편)〉

Ⅲ. 혈액투석 환자의 생활 습관 관리: 식생활과 운동도 중요해!

싱겁게 먹는 쉬운 방법을 알려주세요 (저염식이)

Key Message

1. 국물 음식 자제

2. 소금 대신 다른 양념류(고춧가루, 식초, 후추 등) 사용

3. 외식 자제

콩팥은 섭취한 염분을 몸 밖으로 배출시켜 밸런스를 유지합니다. 만성콩팥병 환자들은 염분 배출이 안 되어 몸 속에 쌓이게 되는데, 과다한 염분은 부종과 고혈압의 주범입니다. 따라서, 혈액투석 식사 원칙에서 가장 중요한 것이 '저염식이'이지만, 실생활에서 잘하기는 매우 어렵습니다.
만약 몸이 많이 붓거나 혈압이 높은 분들은 다음 세 가지를 먼저 시도해 보세요.

하나.

덜 짜다고 하더라도 국물에는 매우 많은 양의 소금이 포함되어 있습니다. 따라서, 국물 음식을 자제하는 것이 저염식이의 가장 손쉬운 방법입니다.

둘.

소금 대신 염분이 적은 다른 양념류를 써 보세요. 고추장에는 소금이 많이 들어가지만, 고춧가루에는 소금이 없답니다. 짜면 안 되지만 매운 건 괜찮나요? 그렇습니다. 그러나, 맵고 '짠' 음식은 피하셔야 합니다.

염분이 적은 양념

설탕, 꿀, 쨈, 식초, 레몬즙, 겨자, 와사비, 고춧가루, 후춧가루, 식물성 기름, 파, 양파, 마늘, 생강

셋.

가급적 외식은 피하시는 것이 좋겠습니다.

나트륨이 많은 식품

장류	간장, 된장, 고추장 등
염장식품	김치, 젓갈, 장아찌
가공식품	햄, 소시지, 베이컨, 치즈
스낵	크래커, 감자칩, 가염 견과류, 팝콘
제과·제빵류	파운드케익, 머핀, 쿠키 등 베이킹파우더(탄산수소나트륨) 사용 제품

〈콩팥병 무얼 먹을까, 구호석 등〉

III. 혈액투석 환자의 생활 습관 관리: 식생활과 운동도 중요해!

물은 얼마나 마셔도 되나요?

Key Message

1. 물 섭취량과 물 배설량은 균형을 맞추어야 합니다.
   투석 환자는 소변량이 거의 없으므로, 섭취한 물의 양 대부분이 체중 증가로 이어지게 됩니다. 이렇게 늘어난 체중(물)은 투석을 통해 제거되어야 합니다.

2. 물 섭취량이 부족하다는 결정적 증거는 '갈증'입니다. 따라서 갈증을 느낄 때, 이를 해소할 정도로 최소한의 수분만 섭취하면 됩니다.

3. 물 적게 마시는 요령
   1) 저염식이
   2) 작은 컵으로 물 마시기
   3) 갈증 날 때 물 대신 얼음 먹기

혈액투석 환자들은 섭취한 물이 그대로 몸속에 남아 부종을 유발하기 때문에 철저한 수분 제한이 필요합니다. 만약 투석 사이 3~4kg의 체중이 증가하는 분이라면 그 체중은 모두 부종인데, 과도한 부종은 심장에 나쁜 영향을 미칩니다. 여러 번 바람을 불었다 뺀 풍선이 흐늘흐늘해지는 것처럼, 여러분의 심장도 부종 때문에 늘어났다 줄어들었다 오랜 기간 반복하게 되면 마치 여러 번 사용한 풍선처럼 그 기능이 약해집니다.

하나.

<정상인>

하루 물 섭취량	=	하루 물 배설량	= 1,600cc
(물 400+음식+체내 생성)		(소변 500+대변 200+피부+호흡)	

콩팥 기능이 정상인 사람은 설령 물을 과도하게 섭취하였다고 하더라도 소변량을 늘려서 배출시킬 수 있습니다. 정상인의 경우 최소한 하루 400cc의 물을 마셔야 밸런스가 맞습니다. 그

러나, 소변이 거의 나오지 않는 투석 환자들이 마신 물은 그대로 체중 증가로 이어지고 부종이 됩니다. 이렇게 늘어난 체중(수분)은 투석 치료를 받을 때 제거되어야 합니다.

둘.

마시는 물뿐만 아니라 먹는 음식에도 수분이 포함되어 있기 때문에 혈액투석 환자들은 물을 최소한으로 마셔야 합니다. 갈증이 해소될 정도, 약을 먹을 정도만 물을 드시는 것이 좋습니다.

셋.

물을 적게 마시기 위한 요령이 있습니다. 소금은 갈증의 주범입니다. 저염식이가 가장 중요합니다. 물을 마실 때는 큰 컵을 쓰지 말고, 작은 컵에 물을 조금만 따라 마시세요. 그리고, 얼음을 입에 머금고 한참 동안 녹여 드시는 것도 좋은 방법입니다.

Ⅲ. 혈액투석 환자의 생활 습관 관리: 식생활과 운동도 중요해!

과일이 먹고 싶어요

Key Message

1. 일반 원칙: 칼륨이 많은 껍질은 제거하고 과육만 섭취할 것. 말린 과일은 특히 조심(칼륨 다량 함유)

2. 칼륨 다량 함유 과일: 곶감, 멜론, 바나나, 참외, 복숭아, 토마토, 키위

3. 칼륨 소량 함유 과일: 사과, 포도, 딸기, 파인애플, 연시, 단감, 블루베리, 통조림 과일

과일의 달고 새콤하며 시원한 맛을 좋아하는 분들이라면 만성콩팥병 진단 후 과일을 제대로 못 먹는다는 점이 가장 참기 힘들 것입니다.

과일에는 칼륨이 많기 때문인데요. 칼륨은 우리 몸에 꼭 필요한 성분이지만, 콩팥 기능이 저하되어 배출이 잘 안 되는 투석 환자분들은 자칫하면 혈액 칼륨 수치가 갑자기 높아질 위험이 있습니다.

고칼륨혈증이 생기면, 다리가 저리거나 쥐가 나고 심장에는 치명적인 부정맥이 생길 수도 있습니다.

그래서, 과일을 많이 드시지 말라고 당부드리게 되는데요, 다음 세 가지를 유념하시면 안정적인 칼륨 수치를 유지하면서 과일을 드실 수 있지 않을까 합니다.

하나.

과일 껍질에 칼륨이 많습니다. 그래서 껍질은 꼭 제거한 뒤 과육만 섭취하시고요, 건포도나 곶감 등 말린 과일에 특히 칼륨이 많으므로 되도록 말린 과일은 섭취하지 않는 것이 좋습니다.

둘.

과일 중에서도 특히 칼륨 함량이 높은 곶감, 멜론, 바나나, 참외, 천도복숭아, 토마토, 키위 등은 최소한만 섭취하는 것이 안전합니다.

셋.

과일 중에서 비교적 칼륨 함량이 적다고 알려진 것들도 섭취량이 과다하면 칼륨의 위험에서 벗어날 수 없습니다. 사과, 포도, 딸기, 파인애플 등도 한꺼번에 많은 양을 드시지는 마세요.

과일 1회 섭취 권고량(칼륨 100mg 함유)

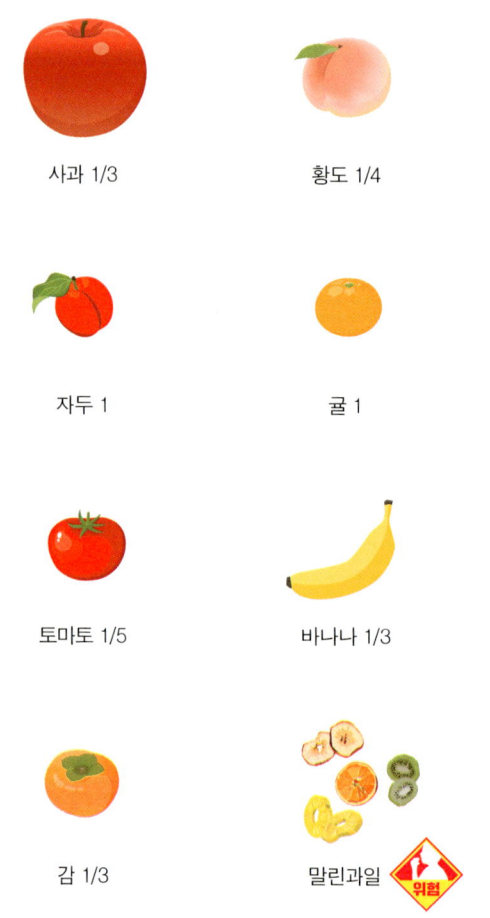

〈콩팥병 환문명답, 대한신장학회 편〉

채소를 먹고 싶어요

Key Message

1. 일반 원칙: 껍질/줄기 제거 후 섭취

2. 칼륨 제거 방법: 얇게 저며 충분한 물(10배)에 2시간 담그기 또는 데친 후 헹궈서 요리

3. 칼륨 다량 함유 채소: 시금치, 호박, 생미역, 쑥, 부추, 미나리, 쑥갓, 취, 고춧잎, 아욱, 근대, 머위

위험한 고칼륨혈증 예방을 위해 채소 섭취 요령에 대해 알려 드리려고 합니다. 채소에는 풍부한 비타민과 식이섬유가 함유되어 있어 투석 환자라고 하더라도 꼭 섭취해야 하는 식품군입니다. 그러나, 혈액 칼륨 수치가 평소 높아서 걱정인 분들이라면 다음 세 가지를 유념하시면 보다 안전하게 채소를 드실 수 있습니다.

하나.

채소 껍질과 줄기에 칼륨이 많습니다. 그래서 껍질과 줄기는 꼭 제거한 뒤 섭취하십시오.

둘.

생채소로 섭취할 때는 얇게 저며 10배 이상의 충분한 물에 2시간 이상 담가 놓았다가 드시면 칼륨이 물로 빠져나가기 때문에 도움이 됩니다. 익혀서 요리할 때는 끓는 물에 데쳤다가 충분히 헹궈서 드시면 역시 칼륨을 어느 정도 제거할 수 있습니다.

셋.

채소 중에서 시금치, 호박 등에 특히 칼륨이 많습니다. 제 환자 중에 호박이 콩팥에 좋다고 듣고 많이 드시다가 칼륨 수치가 높아져서 정말 큰일 날 뻔한 분도 계셨습니다. 특히 조심해야 할 채소들 목록을 적어 두었으니 잘 챙겨봐 주십시오.

※ 칼륨 다량 함유 채소: 시금치, 호박, 생미역, 쑥, 부추, 미나리, 쑥갓, 취, 고춧잎, 아욱, 근대, 머위

Ⅲ. 혈액투석 환자의 생활 습관 관리: 식생활과 운동도 중요해!

입맛이 없어요

Key Message

1. 식욕이 저하될만한 의학적 원인이 있는지 주치의와 상의

2. 식욕부진에 대한 대책: 그동안 먹고 싶었던 음식 섭취, 새로운 음식 시도, 다양한 양념 사용 등

3. 영양실조에 대처: 열량 보충 식단, 간식, 경구용 영양보충제품

입맛, 즉 식욕이 없어지는 주요 원인에는 의학적으로 여러 질병 상태가 잘 치료되지 못하고 있을 때, 투석이 불충분할 때, 입맛이 변해서, 간이 안 맞아서 등등이 있겠습니다. 어떤 원인이든 입맛이 없어 식사를 못 하는 것이 지속되면 영양실조에 이를 수도 있으므로 처음부터 적극적으로 개선하기 위해 노력해야 합니다.

하나.

먼저 입맛이 없어져서 식사를 못 하고 있다는 사실을 의료진에게 알려야 합니다. 식욕이 없어진 것도 무언가 신체적인 질병이 시작되고 있는 전조 증상일 수 있기 때문입니다.

둘.

의학적 원인이 없다면, 그동안 먹고 싶었지만 주저했던 음식을 섭취하거나, 새로운 음식을 시도해 보시고, 음식에 설탕, 후추, 식초, 고춧가루 등 다양한 양념을 충분히 사용하여 식욕을 돋우어 보세요.

셋.

입맛이 없어 식사를 잘 못 하더라도 영양실조가 안 생기도록 에너지를 보충할 수 있는 식단을 구성해 보세요. 조리할 때 설탕, 물엿, 기름을 넉넉히 사용하고 기름에 볶거나 튀긴 음식을 자주 드십시오. 그리고, 밥 먹는 중간에 물을 많이 마시면 포만감을 일으킬 수 있으니 조금만 마시도록 합니다. 간식도 적극적으로 섭취하시고, 다양한 영양 보충 음료도 시도해 보십시오.

III. 혈액투석 환자의 생활 습관 관리: 식생활과 운동도 중요해!

어쩔 수 없이 외식하게 됩니다

Key Message

1. 외식하는 날은 미리 하루 식사 전체를 어떻게 할지 계획합니다.

2. 염분, 칼륨, 인 함량이 높은 음식을 피합니다.

3. 과식을 피합니다.

외부 식당에서 파는 음식들은 투석 환자들에게 적합하지 않은 경우가 많습니다. 그러나, 사회생활을 하다 보면 매일 집밥만 먹기 어려운 실정입니다. 이때 가급적 건강을 해치지 않는 요령을 알고 있다면 외식이 크게 두렵지 않으실 겁니다.

하나.

투석 환자들에게 가장 위험한 식습관은 '과식'이고, 영양소 중에서는 특히 염분, 칼륨, 그리고 인 섭취가 과다할 때 문제가 됩니다. 규칙적으로 적당한 양을 골고루 먹는 것이 투석 환자의 기본 식사 원칙이지만, 하루 세 끼를 다 똑같이 드실 필요는 없습니다. 점심때 외식하여야 한다면, 아침과 저녁 식사를 가볍게 하여 하루의 차원에서 밸런스를 맞출 수 있습니다. 따라서, 외식하게 되는 날은 하루 전체의 식사 계획을 미리 세워보세요.

둘.

외식할 때는 염분, 칼륨, 인 함량이 높은 음식을 피합니다.

셋.

외식할 때 다른 사람과 같이 식사하다 보면 과식하게 되는 경우가 많습니다. 지나친 것은 부족한 것만큼 나쁜 것이 투석 환자의 식사입니다. 과식을 피하세요.

외식 메뉴 선택 및 섭취 요령

1. 칼국수, 비빔국수, 냉면: 염분 함량 높아 주의!!! 국물 먹지 않고 비빔 양념은 최소량 사용
2. 비빔밥, 회덮밥: 채소는 절반만 먹고, 고추장/간장은 최소량 사용
3. 갈비탕, 설렁탕: 소금 넣지 않고, 건더기 위주로 섭취
4. 스테이크, 돈가스: 고기양 조절, 소스는 되도록 적게 뿌릴 것
5. 파스타, 리소토: 되도록 '오일'로 조리된 메뉴 선택, 크림소스(인 많음)와 토마토소스(칼륨/염분 많음) 선택 시에는 절반만 섭취

Ⅲ. 혈액투석 환자의 생활 습관 관리: 식생활과 운동도 중요해!

커피숍에서 음료수 선택할 때 고민이 많습니다

Key Message

1. 커피, 차 섭취 가능

2. 크림이나 초콜릿은 되도록 첨가하지 않음

3. 기타 음료:
    1) 비교적 괜찮은 종류: 포도, 사과, 크랜베리, 파인애플, 레모네이드
    2) 덜 괜찮은 종류: 오렌지, 키위, 바나나, 멜론

커피숍에서 음료를 주문해야 할 때, 주저하지 않고 안전한 음료를 고르는 요령을 알려 드리겠습니다. 그러나, 잊지 마세요! 고를 수 있는 **음료의 종류도 중요하지만, 더욱 중요한 것은 섭취량입니다.** 어떤 음료라도 많이 섭취하는 것은 결코 바람직하지 않습니다. 반대로, 어떤 음료라도 가끔씩, 그리고 조금만 섭취하는 것은 크게 문제가 되지 않습니다.

하나.

커피에는 소량의 칼륨이 있지만 하루 한 잔의 커피로 크게 문제가 되지 않습니다. 아메리카노에 설탕 추가. 좋은 선택입니다. 허브차와 같은 차 종류도 괜찮은 선택입니다.

둘.

크림이 들어 있는 음료에는 인이 다량 포함되어 있어 혈액 인 수치가 높은 분이라면 주의하셔야 합니다. 초콜릿이 포함된 음료에는 칼륨이 많이 들어있어 조심하셔야 하고요.

셋.

커피 이외의 음료를 선택하고 싶을 때는 시원한 주스나 레모네이드와 같은 음료를 선택해 보세요. 오렌지, 키위, 바나나, 멜론에는 칼륨이 많으므로 이들 과일이 들어간 주스는 주의하셔야 하지만, 포도, 사과, 파인애플 주스는 상대적으로 칼륨 함량이 적어서 위험성이 덜합니다.

음료, 차의 영양 성분

	분량 (ml)	열량 (Cal)	단백질 (g)	지방 (g)	탄수화물 (g)	섬유소 (g)	나트륨 (mg)	칼륨 (mg)	인 (mg)
커피, 원두, 용액	150	6	0.3	0	1.05	0	3	51	3
커피, 캔	150	57.0	1.2	0.2	12.5	1.5	55.5	103.5	31.5
커피, 믹스용액	150	69.0	0.6	0.5	16.4	0.0	4.5	169.5	54.0
사이다	200	80.0	0.0	0.0	20.0	0.0	2.0	0.0	0.0
콜라	200	76.0	0.0	0.0	18.9	0.0	4.0	4.0	32.0
이온음료	200	74.0	0.0	0.0	18.3	0.0	88.0	44.0	36.0
식혜	200	64.0	0.1	0.0	15.8	2.0	4.0	6.0	4.0
쉐이크, 바닐라	200	296.0	6.7	13.0	39.2	1.8	162.0	332.0	196.0
녹차, 추출	200	4.0	0.1	0.0	0.8	0.0	0.0	66.0	4.0
둥글레차, 추출	200	2.0	0.0	0.0	0.5	0.0	0.0	10.0	0.0
보리차, 추출	200	0.0	0.0	0.0	0.1	0.0	2.0	4.0	0.0
보이차	200	0.0	0.2	0.0	0.0	0.0	4.0	36.0	4.0
레몬에이드	200	110	0.0	0.0	19.1	0.0	2.0	24.0	2

〈콩팥병 무얼 먹을까, 구호석 등〉

Ⅲ. 혈액투석 환자의 생활 습관 관리: 식생활과 운동도 중요해!

어떤 운동을
얼마나 해야 하나요?

Key Message

1. 유산소 운동: 걷기, 달리기, 수영, 자전거

2. 근력 운동: 의자에 앉았다 일어서기, 스쾃, 계단 오르기

3. 유연성 운동: 맨손체조, 스트레칭

신체활동과 운동은 몸과 마음의 건강을 유지하는 데 꼭 필요합니다. 몸이 많이 약한 혈액투석 환자들도 예외가 아닙니다. 다치지 않도록 조심하면서 꾸준하게 운동하는 것은 심폐기능과 근력의 유지·향상에 매우 중요할 뿐만 아니라, 기분 좋게 시간을 보내고 다른 사람들과 소통할 수 있는 창구가 되어 삶에 활력을 주며, 불면증 개선에도 도움이 됩니다.
투석 환자들도 다음 세 가지 운동을 모두 해야 합니다.

하나.

유산소 운동은 심폐기능과 관련된 체력과 지구력을 기르기 위한 운동으로 걷기, 달리기, 수영, 자전거 타기 등이 있습니다.

둘.

근력 운동은 근육의 양과 힘을 향상하기 위해 하는 운동입니다. 의자에 앉았다 일어서기, 반쯤 쪼그려 앉았다가 일어나는 스쾃, 계단 오르기 등이 이에 해당합니다.

셋.

유연성 운동은 신체의 근육, 인대, 관절의 움직임을 원활히 유지하거나 향상하기 위한 운동으로 위 두 가지 운동(유산소 운동, 근력 운동)을 하기 어려운 분들이라도 유연성 운동만은 매일매일 하셔야 합니다.

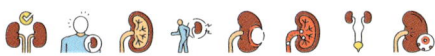

이런 분이 계셨어요

80대 여자분이었습니다.

당뇨병, 고혈압과 만성콩팥병으로 5년 전부터 투석받는 분으로 3년 전 장염 및 패혈증으로 대학병원 중환자실 치료 후 회복되어 일반 병실에서 두 달간 입원 치료 받았습니다. 퇴원할 무렵에는 겨우 앉기만 할 수 있을 정도로 쇠약해졌는데, 입원 치료가 지겹다며 한사코 퇴원한 뒤, 우리 병원에 투석받으러 아드님이 1주일에 3번 모시고 왔습니다. 휠체어를 간신히 탈 수 있을 정도였고, 입원 전에 비하여 체중이 10kg 정도 빠졌으며, 온몸의 근육이 심하게 약화하여 있었습니다.

다시 걷기 위해서는 전문적인 재활치료가 필요했으나 거절하여, 일단 모든 관절이 굳지 않도록 모든 관절을 최대한으로 움직이고, 침대에서도 스스로 할 수 있는 다음 운동 2가지를 알려드려 시간 날 때마다 하시게 하였습니다.

1. 누운 상태에서 한쪽 다리를 30도 정도로 3~5초 정도 들고 있다가 내려놓고, 다른 다리를 들고 있기를 번갈아 가며 하기
2. 가능한 시간만큼 앉아 있기

위 두 가지 운동을 한 달 정도 꾸준히 하여 허벅지와 등 근육을

보강하니 어느 정도 다리에 힘이 붙는 것 같다고 하길래, 침대를 붙잡고 침대 옆에서 서 있기를 반복해서 하시도록 하였습니다. 물론 보호자가 옆에서 환자를 잘 붙들어서 넘어져 다치지 않도록 주의하면서 말입니다. 그랬더니 6개월 정도가 지난 후부터는 워커 보행 보조기를 잡고 걸어 다닐 수 있게 되었습니다.

건강한 상태에서는 본격적인 유연성 운동, 유산소 운동, 근력 운동 모두를 적절하게 해야 합니다. 그러나, 몸이 많이 약해진 경우에는 모든 운동을 다 할 수는 없겠지만 그 상태에서 할 수 있는 운동이라도 매일 꾸준히 하는 것이 중요합니다. 한 번 관절이 굳고 근육이 빠지면, 회복하는 데는 몇 배의 시간과 노력이 더 필요하기 때문입니다.

유산소 운동
: 유의 사항

Key Message

1. 폐부종/고칼륨혈증 발생이 우려되는 시기에는 중간 강도 이상의 유산소 운동에 주의

2. 혈액투석 직후 4~6시간 동안은 유산소 운동에 주의

3. 유산소 운동에 금기 사항이 있는지 주치의에게 문의

유산소 운동은 심혈관계질환 예방에 큰 도움이 되므로 꼭 해야 하지만, 혈액투석 환자들은 신체 상황에 따라 적절하게 운동 시간이나 강도를 조절하지 않으면 오히려 위험에 처할 수도 있기 때문에 안전을 위하여 늘 다음 세 가지 사항을 유념하셔야 합니다.

하나.

폐부종과 고칼륨혈증이 있는 상태에서 중간 강도 이상의 유산소 운동을 하는 것은 위험할 수 있습니다. 평소 폐부종과 고칼륨혈증이 발생하지 않는 분이라면 운동하는 요일에 특별한 제약을 받을 필요가 없지만, 만약 폐부종과 고칼륨혈증이 자주 발생하는 분이라면 특히 위험도가 높은 날에는 조심해서 운동해야 합니다. 월·수·금 투석 받는 분이라면 일요일부터 월요일 투석전까지, 화·목·토 투석을 받는 분이라면 월요일부터 화요일 투석전까지가 가장 위험한 시기입니다.

둘.

혈액투석 후 4~6시간 정도는 운동을 피하고 안정을 취하는 것이 좋습니다. 이 시간대에 유산소 운동을 무리하게 하면 어지러움이나 근육이 뭉치는 증상이 발생할 수 있습니다.

셋.

심혈관질환 급성기에는 유산소 운동을 피하는 것이 좋습니다. 자신의 현재 상태에서 유산소 운동을 해도 되는지, 가능하다면 어떤 운동을 얼마나 해야 하는지에 대해 개별적으로 의료진과 상의하는 것이 좋겠습니다.

Ⅲ. 혈액투석 환자의 생활 습관 관리: 식생활과 운동도 중요해!

유산소 운동
: 적절한 방법 (1)

Key Message

1. 운동 횟수: 주 5회 이상

2. 운동 강도: 중간 강도(땀이 약간 날 정도/옆 사람과 대화는 가능하나 노래는 못 부를 정도)

3. 운동 시간: 하루 30분 이상

유산소 운동의 종류에 걷기, 달리기, 수영, 자전거 타기 등이 있다는 건 잘 알고 계시지만, 과연 어느 정도로 운동하는 것이 적절한 것인지에 대해서는 잘 모르고 계시는 경우가 많습니다.

하나.

먼저 적절한 운동 횟수입니다. 유산소 운동은 밥 먹는 것처럼 매일 해야 한다고 생각하시면 좋습니다. WHO 세계보건기구에서는 성인들에게 일주일 150분 이상의 유산소 운동을 권고합니다. 하루 30분 운동한다고 생각하면, 주 5일은 운동해야 150분이 됩니다. 만약 하루 운동 못 하는 경우가 생기더라도 절대 이틀 이상 연속으로 쉬면 안 됩니다.

둘.

운동 강도는 '중간 강도' 이상이어야 합니다. 강도를 측정하는 방법에는 여러 가지가 있지만, 중간 강도라고 하면 '땀이 약간 날 정도'라고 생각하면 쉽습니다. 반려견과 천천히 산책하는 정도로는 땀이 나지 않으니 운동 강도는 매우 약한 셈입니다. 또 다른 평가 방법으로는 '운동 중 옆 사람과 대화는 자연스럽게 할 수 있지만, 노래는 호흡이 가빠서 편안하게 부르지 못할 정도'가 바로 중간 강도입니다.

셋.

운동 시간도 중요합니다. 하루 30분은 채워야 합니다. 한 번에 30분 운동하기 어려운 분들은 15분씩 두 번 하시거나, 10분씩 3번으로 나누어 하실 수도 있습니다. 그러나, 1회 운동 시간이 10분 이상은 되는 게 좋으며, 천천히 운동 시간을 늘려서 한 번에 30분 이상 할 수 있게 되는 것이 목표입니다.

유산소 운동
: 적절한 방법 (2)

Key Message

1. 운동량 = 운동 횟수 X 강도 X 시간

2. 운동량 증가시키는 방법: 운동 강도를 유지하면서 1회 운동 시간을 서서히 증가

3. 운동 시간 증가 속도: 1~2주일 간격으로 5~10분씩 증가

유산소 운동은 중간 강도로 1주일에 150분 이상, 즉 매일 30분씩 주 5일을 해야 하지만, 체력이 아직 회복되지 않은 투석 환자의 경우에는 한꺼번에 그 수준에 오르기가 어렵습니다. 따라서, 자신의 체력에 맞게 운동량을 서서히 증가시킬 때 어떻게 하는지 알아보고자 합니다.

하나.

운동량은 운동 횟수와 강도, 그리고 시간의 곱입니다. 그래서, 동일한 강도의 운동을 하더라도 운동 시간을 늘리거나 횟수를 증가시키면 운동량을 증가시킬 수 있습니다.

둘.

다치지 않도록 조심스럽게 운동을 시작해 보고, 어느 정도 자신이 붙어 운동량을 늘릴 수 있겠다고 생각되면 서서히 운동량을 늘려보십시오. 처음 운동을 시작할 때부터 운동 강도는 중간 강도로 하되 운동 시간을 10분 정도로 짧게 시작해 보시고, 괜찮겠다 싶으면 운동 강도는 그대로 유지하면서 1회 운동 시간을 서서히 증가시켜 보십시오.

셋.

운동 시간을 늘릴 때는 1~2주일 간격으로 5~10분 정도씩 서서히 증가시키는 것이 안전합니다.

Ⅲ. 혈액투석 환자의 생활 습관 관리: 식생활과 운동도 중요해!

근력 운동
: 적절한 방법

Key Message

1. 운동 횟수: 주 2회 이상

2. 운동 강도: 1세트(1세트: 12~14회) 운동 시 해당 근육에 '뻐근함을 느낄' 정도

3. 운동 시간: 1세트 후 5분 쉬고 2~4세트 반복

이가 없으면 잇몸으로 산다는 속담이 있는 것처럼, 뼈가 약하고 관절이 약하고 디스크가 있는 분이라고 하더라도 그 주변 근육이 강하면 부상을 방지하고 통증을 줄이는 데 큰 도움이 됩니다. 따라서, 근육의 양과 힘을 기르는 근력 운동을 꾸준히 하는 것이 꼭 필요합니다. 근력 운동에는 의자에 앉았다 일어서기, 반쯤 쪼그려 앉았다가 일어나는 스쾃, 계단 오르기 등이 있습니다. 단, 운동하다가 다칠 수 있으니, 처음부터 절대로 무리하지 마세요!

하나.

WHO 세계보건기구에서는 성인들에게 주 2회 이상 근력 운동을 해야 한다고 권고하고 있습니다. 만약 매일 하고자 한다면 부상을 최소화하기 위하여 같은 근육의 운동을 반복하기보다는 다른 근육 부위를 돌아가면서 하는 것이 좋습니다.

둘.

운동 기구를 이용하여 근력 운동을 할 때에는 한 세트, 즉 12~14회를 반복했을 때 해당 근육이 뻐근함을 느낄 정도의 강도로 운동하는 것이 안전합니다. 뻐근함을 넘어서 통증을 느낀다면 강도가 지나치게 센 것입니다.

셋.

한 세트, 즉 12~14회를 무리 없이 시행할 수 있다면 3~5분 정도 휴식을 취한 뒤 같은 강도로 한 세트를 더 반복합니다. 보통 2~4세트를 무리 없이 시행할 수 있는 근력이 되면, 10% 전후로 강도를 높여서 운동합니다.

참고 문헌

1. 대한신장학회 지음. 콩팥병 환문명답. 아침사과. 2024.
2. 구호석, 우예지, 안온화. 콩팥병 무얼 먹을까. 북랩. 2018.
3. 대한신장학회. 콩팥을 위해, 지금 현명하게 식사하세요! 2020. (https://ksn.or.kr/general/ebook/)

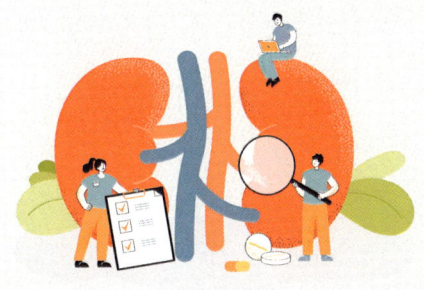

서평

　　류동열 원장님께서는 대학에 계실 때부터 실력과 친절함으로 명성이 자자하셨는데, 이 책을 읽으면서 내내 환자들을 생각하는 류동열 원장님의 진심 어린 마음이 느껴졌습니다. 평소 환자들이 투석 치료와 관련하여 궁금했던 다양한 주제들에 대해 전문 지식을 바탕으로 친근하고 알기 쉽게 정리한 책이라는 생각이 들었습니다. 혈액투석에 대한 두려움을 없애고 병에 대한 이해와 치료에 큰 도움이 되는 책이라 생각되어 처음 투석 치료를 시작하는 환자 및 보호자들께 꼭 읽어보시라 추천 드리고 싶습니다.

연세선내과의원 원장 **박선영**

류동열 원장은 교수이자 연구자가 잘 맞는 업이라고 생각했는데 개원했을 때는 정말 놀랐습니다. 지난 3년간 투석실 개원 원장으로서 그의 활동은 놀랍습니다. 그는 유튜브로 투석에 대한 궁금증을 소통하더니 이번에는 투석 생활 중에 발생하는 문제를 예시와 함께 눈에 쏙 들어오도록 간결한 문장으로 정리해서 핸드북으로 내놓았습니다. 먹고 마시고 활동하며 잠드는 모든 상황에서 생길 수 있는 일들에 대한 해결책을 정리한 이 책이 투석 생활의 훌륭한 길라잡이가 될 거라 확신합니다.

연세우리내과의원 원장 **구영석**

혈액투석을 처음 시작한 환자분들은 어떻게 생활하면 좋을지 하나부터 열까지 모두 궁금하게 됩니다. 이 책은 저자의 오랜 진료 경험을 통해 환자들이 호소하는 현실적인 궁금증을 이해하기 쉽게 기술하였습니다. 저는 이 책을 읽으면서 '아, 맞아. 그때 그 환자분에게 이렇게 설명해 주면 좋았겠다.'라고 생각했습니다. 이 책을 통해 많은 환자분들이 일상 생활에 도움을 받을 수 있길 기대합니다.

Sheikh Khalifa Specialty Hospital
/ 서울대학교병원 신장내과 임상부교수 **오형중**

❖·❖

 이 책은 투석 치료를 받는 환자나 보호자 입장에서 걱정되거나 궁금할 수 있는 점들에 대해 환자분들의 예를 포함하여 하나하나 짚어가며 알기 쉽게 설명해 줍니다. 집에 한 권 두고 궁금할 때 꺼내어 본다면 좋은 길잡이가 될 것으로 생각합니다.

익명의 신장내과 전문의